W0274610

STIKO Impfempfehlungen

Empfehlungen der Ständigen Impfkommission (STIKO) beim Robert Koch-Institut

Stand: 2022

Börm Bruckmeier Verlag

Inhalt

Wesentliche inhaltliche Änderungen und Ergänzungen zu den Empfehlungen 2021

» Aktualisierung des Abschnitts „Hinweise zur Durchführung von Schutzimpfungen" inkl. neuem Teil zu „Impfungen zum Schutz der reproduktiven Gesundheit, bei Kinderwunsch und während Schwangerschaft und Stillzeit"

Die Impfempfehlungen der STIKO wurden auf der 100. Sitzung der STIKO verabschiedet. Die folgenden Ausführungen ersetzen die im Epidemiologischen Bulletin des RKI (Epid Bull) 34/2021 veröffentlichten Impfempfehlungen. Inhaltliche Änderungen gegenüber 2021 sind in blauer Schrift gekennzeichnet. Die aktuellen Empfehlungen werden auch im Pocket-Format veröffentlicht (https://www.rki.de/DE/Content/Kommissionen/STIKO/Empfehlungen/Impfempfehlungen_node.html) oder können über die STIKO-App aufgerufen werden (s. S. 150).

1. Vorbemerkung

Die Ständige Impfkommission (STIKO) ist ein im Infektionsschutzgesetz (IfSG) verankertes unabhängiges Expertengremium aus 12 bis 18 Mitgliedern, das vom Bundesministerium für Gesundheit (BMG) im Benehmen mit den obersten Landesgesundheitsbehörden alle 3 Jahre berufen wird. Die Kommission gibt in Deutschland gemäß dem IfSG Empfehlungen zur Durchführung von Schutzimpfungen und anderen Maßnahmen der spezifischen Prophylaxe übertragbarer Krankheiten. Bei der Erarbeitung von Impfempfehlungen führt die Kommission in erster Linie eine medizinisch-epidemiologische Nutzen-Risiko-Bewertung auf Basis der bestverfügbaren Evidenz durch.

Dabei berücksichtigt sie auch den Nutzen einer Impfung auf Bevölkerungsebene (z.B. zu erwartende epidemiologische Effekte einer Impfempfehlung). Die STIKO-Empfehlungen dienen den obersten Landesgesundheitsbehörden als Grundlage für deren öffentliche Empfehlungen und bilden gemäß Sozialgesetzbuch Fünftes Buch (SGB V) die

Grundlage für die Entscheidung des Gemeinsamen Bundesausschusses (G-BA), ob eine Schutzimpfung als Pflichtleistung von der gesetzlichen Krankenkasse übernommen wird.

Impfungen gehören zu den wirksamsten und wichtigsten medizinischen Maßnahmen. Moderne Impfstoffe sind gut verträglich; bleibende gravierende unerwünschte Arzneimittelwirkungen (UAW) werden nur in sehr seltenen Fällen beobachtet. Unmittelbares Ziel einer Impfung ist es, Geimpfte vor einer bestimmten Krankheit zu schützen. Bei einer bevölkerungsweit hohen Akzeptanz von Impfungen können hohe Impfquoten erreicht werden. Dadurch ist es möglich, bestimmte Krankheitserreger regional zu eliminieren und schließlich weltweit auszurotten. Die Eliminierung von Masern, Röteln und Poliomyelitis ist erklärtes und erreichbares Ziel nationaler und internationaler Gesundheitspolitik.

In der Bundesrepublik Deutschland werden Impfungen und andere Maßnahmen der spezifischen Prophylaxe von den obersten Gesundheitsbehörden der Länder auf Grundlage der STIKO-Empfehlungen entsprechend § 20 Abs. 3 IfSG „öffentlich empfohlen". Die Versorgung bei anerkannten Impfschäden durch „öffentlich empfohlene" Impfungen wird durch die Bundesländer sichergestellt.

Es ist eine wichtige ärztliche Aufgabe, für einen ausreichenden Impfschutz bei den betreuten Personen zu sorgen. Dies bedeutet, die Grundimmunisierung bei Säuglingen und Kleinkindern frühzeitig zu beginnen, ohne Verzögerungen durchzuführen und zeitgerecht (bis zum Alter von 15 Monaten) abzuschließen. Neben der Grundimmunisierung im Säuglingsalter sind auch die Standardimpfungen im Jugend- und Erwachsenenalter sowie regelmäßige Auffrischimpfungen sicherzustellen, um einen lebenslangen umfassenden Impfschutz zu erzielen. Impfungen auf Grund individueller und beruflicher Indikationen runden den Impfschutz weiter ab. Grundsätzlich sollte jeder Arztbesuch von Kindern, Jugendlichen und Erwachsenen dazu genutzt werden, die Impfdokumentation zu überprüfen und gegebenenfalls den Impfschutz zu vervollständigen.

Die ärztliche **Impfleistung** umfasst neben der Impfung:

- Informationen über den Nutzen der Impfung und die zu verhütende Krankheit
- Hinweise auf mögliche unerwünschte Arzneimittelwirkungen und Komplikationen
- Erheben der Anamnese und der Impfanamnese einschließlich der Befragung über das Vorliegen möglicher Kontraindikationen
- Feststellen des aktuellen Gesundheitszustands zum Ausschluss akuter Erkrankungen
- Empfehlungen über Verhaltensmaßnahmen im Anschluss an die Impfung
- Aufklärung über Beginn und Dauer der Schutzwirkung
- Hinweise zu Auffrischimpfungen
- Dokumentation der Impfungen im Impfausweis bzw. Ausstellen einer Impfbescheinigung

2. Impfkalender

Der Impfkalender für Säuglinge, Kinder, Jugendliche und Erwachsene (s. Tab. 1, S. 8) umfasst Impfungen zum Schutz vor Tetanus (T), Diphtherie (D/d), Pertussis (aP/ap), *Haemophilus influenzae* Typ b (Hib), Poliomyelitis (IPV), Hepatitis B (HB), Herpes zoster (HZ), Pneumokokken, Rotaviren (RV), Meningokokken C (MenC), Masern, Mumps, Röteln (MMR), Varizellen (V) sowie gegen humane Papillomviren (HPV) und Influenza.

Das empfohlene Impfalter wird in Wochen, Monaten und Jahren angegeben. Beispiel: Impfung im Alter von 5–6 Jahren: d. h. vom 5. Geburtstag bis zum Tag vor dem 7. Geburtstag. Die Impfungen sollten zum frühestmöglichen Zeitpunkt erfolgen. Soweit Kombinationsimpfstoffe verfügbar sind und Empfehlungen der STIKO dem nicht entgegenstehen, sollten Kombinationsimpfstoffe verwendet werden, um die Zahl der Injektionen möglichst gering zu halten. Die Überprüfung und ggf. Vervollständigung des Impfstatus ist in jedem Lebensalter sinnvoll. Fehlende Impfungen sollten sofort nachgeholt werden, entsprechend den Empfehlungen für das jeweilige Lebensalter. Es ist zu beachten, dass bestimmte Impfungen nur in einem bestimmten Zeitfenster möglich bzw. empfohlen sind. Die RV-Impfung muss bis zum Alter von 24 bzw. 32 Lebenswochen abgeschlossen sein. Die Kinderimpfung gegen Pneumokokken wird nur bis zum 2. Geburtstag und die Hib-Impfung nur bis zum 5. Geburtstag nachgeholt.

Zu den zeitlichen Mindestabständen zwischen zwei Impfungen sowie zur Möglichkeit der Koadministration von Impfstoffen sind die Fachinformationen der jeweiligen Impfstoffe zu beachten. Für einen lang dauernden Impfschutz ist es von besonderer Bedeutung, dass bei der Grundimmunisierung der empfohlene Mindestabstand zwischen vorletzter und letzter Impfung nicht unterschritten wird.

Für die Impfprophylaxe genutzt werden sollen insbesondere die Früherkennungsuntersuchungen für Säuglinge und Kinder (U1 – U9 sowie evtl. U10 und U11), die Schuleingangsuntersuchung, Schuluntersuchungen, die Jugendgesundheitsuntersuchungen (J1 und evtl. J2), die Untersuchungen nach dem Jugendarbeitsschutzgesetz und die Vorsorgeuntersuchungen im Erwachsenenalter sowie die Routineuntersuchungen von Müttern innerhalb der ersten 6 – 8 Wochen nach der Entbindung. Die im Impfkalender empfohlenen Standardimpfungen sollten auch alle Personen mit chronischen Krankheiten erhalten, sofern keine spezifischen Kontraindikationen vorliegen.

Wegen der besonderen Gefährdung in der frühen Kindheit ist es notwendig, empfohlene Impfungen für Säuglinge **möglichst frühzeitig** durchzuführen und spätestens bis zum Alter von 15 Monaten die Grundimmunisierungen zu vollenden. Erfahrungen zeigen, dass Impfungen, die später als empfohlen begonnen wurden, häufig nicht zeitgerecht fortgesetzt werden. Bis zur Feststellung und Schließung von Impflücken, z. B. bei der Schuleingangsuntersuchung, verfügen unzureichend geimpfte Kinder nur über einen mangelhaften Impfschutz. Vor dem Eintritt in eine Gemeinschaftseinrichtung, spätestens aber vor dem Schuleintritt, ist für einen altersentsprechenden vollständigen Impfschutz Sorge zu tragen.

Tabelle 1: Impfkalender (Standardimpfungen) für Säuglinge, Kinder, Jugendliche und Erwachsene; 2022

Impfung	Wo	Alter in Monaten								
	6	2	3	4	5–10	11 *	12	13–14	15	16–
		U4			U5	U6				U7
Rotaviren	G1[a]		G2	(G3)						
Tetanus[b]		G1		G2		G3[c]				
Diphtherie[b]		G1		G2		G3[c]				
Pertussis[b]		G1		G2		G3[c]				
Hibb – *H. influenzae* Typ b		G1		G2		G3[c]				
Poliomyelitis[b]		G1		G2		G3[c]				
Hepatitis B[b]		G1		G2		G3[c]				
Pneumokokken[b]		G1		G2		G3[c]				
Meningokokken C							G1			
Masern						G1			G2	
Mumps, Röteln						G1			G2	
Varizellen						G1			G2	
HPV – Humane Papillomviren										
Herpes zoster										
Influenza										

■ Empfohlener Impfzeitpunkt

■ Nachholimpfzeitraum für Grund- bzw. Erstimmunisierung aller noch nicht Geimpften bzw. für Komplettierung einer unvollständigen Impfserie

Erläuterungen
G = Grundimmunisierung (in bis zu 3 Teilimpfungen G1 - G3)
A = Auffrischimpfung; S = Standardimpfung

a Erste Impfstoffdosis bereits ab dem Alter von 6 Wochen, je nach verwendetem Impfstoff 2 bzw. 3 Impfstoffdosen im Abstand von mind. 4 Wochen

b Frühgeborene: zusätzliche Impfstoffdosis im Alter von 3 Monaten, d. h. insgesamt 4 Impfstoffdosen

c Mindestabstand zur vorangegangenen Impfstoffdosis: 6 Monate

Alter in Jahren							
2–4	5–6	7–8	9–14	15–16	17	ab 18	ab 60
U7a/U8	U9	U10	U11/J1		J2		
	A1		A2			A^e	A^e
	A1		A2			A^e	A^e
	A1		A2			A^e	
			A1				
							S^g
						S^f	
			$G1^d$ $G2^d$				
							$G1^h$ $G2^h$
							S (jährlich)

d Zwei Impfstoffdosen im Abstand von mind. 5 Monaten, bei Nachholimpfung beginnend im Alter ≥ 15 Jahren oder bei einem Impfabstand von < 5 Monaten zwischen 1. und 2. Impfstoffdosis ist eine 3. Dosis erforderlich

e Td-Auffrischimpfung alle 10 Jahre. Nächste fällige Td-Impfung einmalig als Tdap- bzw. bei entsprechender Indikation als Tdap-IPV-Kombinations-Impfung

f Einmalige Impfung mit einem MMR-Impfstoff für alle nach 1970 geborenen Personen ≥ 18 Jahre mit unklarem Impfstatus, ohne Impfung oder mit nur einer Impfung in der Kindheit

g Impfung mit dem 23-valenten Polysaccharid-Impfstoff

h Zweimalige Impfung mit dem adjuvantierten Herpes-zoster-Totimpfstoff im Abstand von mindestens 2 bis maximal 6 Monaten

* Impfungen können auf mehrere Impftermine verteilt werden. MMR und V können am selben Termin oder in 4-wöchigem Abstand gegeben werden

3. Standardimpfungen des Erwachsenenalters, Indikations- und Auffrischimpfungen sowie Impfungen aufgrund eines erhöhten arbeitsbedingten Risikos oder einer Reise

3.1 Übersicht

Zur Umsetzung des Impfkalenders für Säuglinge, Kinder, Jugendliche und Erwachsene (s. Tab. 1, S. 8) sollte der Impfstatus regelmäßig überprüft und gegebenenfalls ergänzt werden; dafür sollte jeder Arztbesuch genutzt werden.

Neben den Standardimpfungen (S) können auch Indikationsimpfungen (I) bei besonderer epidemiologischer Situation oder Gefährdung für Kinder, Jugendliche und Erwachsene indiziert sein. Bei den Impfungen der Kategorien B (Impfungen aufgrund eines beruflichen bzw. arbeitsbedingten Risikos) und R (Reiseimpfungen) handelt es sich um Sonderfälle einer Indikationsimpfung. Reiseimpfungen können aufgrund der internationalen Gesundheitsvorschriften (z. B. Gelbfieber-Impfung) erforderlich sein oder werden zum individuellen Schutz empfohlen.

Die Empfehlung über Art und zeitliche Reihenfolge der Impfungen gehört zu den ärztlichen Aufgaben und ist im Einzelfall unter Abwägung der Indikation und gegebenenfalls bestehender Kontraindikationen zu treffen.

Wenn die individuell gestellte Impfindikation nicht mit der für Deutschland gültigen Zulassung und der Fachinformation des entsprechenden Impfstoffes übereinstimmend ist, erfolgt die Anwendung außerhalb der zugelassenen Indikation. Das hat im Schadensfall Folgen für Haftung und Entschädigung und unterliegt daher besonderen Dokumentations- und Aufklärungspflichten (s. Kapitel 4.1 und Kapitel 4.2). Versorgungsansprüche wegen eines anerkannten Impfschadens gemäß § 60 IfSG werden bei den von den Landesgesundheitsbehörden öffentlich empfohlenen Impfungen gewährt.

Die in Tabelle 2 (S. 12 ff.) genannten Impfungen unterscheiden sich sowohl hinsichtlich ihrer epidemiologischen Bedeutung als auch hinsichtlich ihrer Kostenübernahme (s. Hinweise zur Kostenübernahme von Schutzimpfungen, S. 95); sie werden in folgende Kategorien eingeteilt:

S **Standard**impfungen mit allgemeiner Anwendung (s.a. Impfkalender, Tab. 1, S. 8)
A **Auffrisch**impfungen
I **Indikation**simpfungen für Risikogruppen bei individuell (nicht arbeitsbedingt) erhöhtem Expositions-, Erkrankungs- oder Komplikationsrisiko sowie zum Schutz Dritter
B Impfungen aufgrund eines erhöhten **beruflichen** bzw. arbeitsbedingten Risikos, z. B. nach Gefährdungsbeurteilung gemäß Arbeitsschutzgesetz (ArbSchG)/Biostoffverordnung (BioStoffV)/ Verordnung zur arbeitsmedizinischen Vorsorge (ArbMedVV) und/ oder zum Schutz Dritter im Rahmen der beruflichen Tätigkeit
R Impfungen aufgrund von **Reisen**

Neben den von der STIKO empfohlenen Impfungen sind auf der Basis der existierenden Impfstoffzulassungen weitere „Impfindikationen" möglich, auf die nachfolgend nicht eingegangen wird, die aber für einzelne Personen, ihrer individuellen (gesundheitlichen) Situation entsprechend, sinnvoll sein können. Es liegt in der ärztlichen Verantwortung, PatientInnen auf diese weiteren Schutzmöglichkeiten hinzuweisen. Insofern ist eine fehlende STIKO-Empfehlung kein Hindernis für eine begründete Impfung.

Tabelle 2: Empfehlungen zu Standardimpfungen des Erwachsenenalters sowie zu Indikations- (Berufs- und Reiseimpfungen) und Auffrischimpfungen für alle Altersgruppen

Impfung gegen	Kategorie	Indikation
Cholera	**R**	» Reisen in Cholera-Epidemiegebiete mit voraussichtlich ungesichertem Zugang zu Trinkwasser » längerfristige Tätigkeit in Cholera-Epidemiegebieten » Einsatz als KatastrophenhelferInnen » Weitere Informationen s. Reiseimpfempfehlungen der STIKO
COVID-19 (Coronavirus Disease 2019)		
Diphtherie	**S/A**	Alle Personen bei fehlender oder unvollständiger Grundimmunisierung oder wenn die letzte Impfung der Grundimmunisierung oder die letzte Auffrischimpfung länger als 10 Jahre zurückliegt.
FSME (Frühsommer-Meningoenzephalitis)	I	Personen, die in FSME-Risikogebieten zeckenexponiert sind.

Anmerkungen (Packungsbeilage/Fachinformation beachten)
Nach Angaben in den Fachinformationen des Herstellers.
Während der aktuell anhaltenden COVID-19-Pandemie wird auf die STIKO-Empfehlung zur COVID-19-Impfung verwiesen, die regelmäßig aktualisiert wird.
Erwachsene sollen die nächste fällige Diphtherie-Impfung einmalig als Tdap-Kombinationsimpfung erhalten, bei entsprechender Indikation als Tdap-IPV-Kombinationsimpfung. Ungeimpfte oder Personen mit fehlendem Impfnachweis sollten 2 Impfstoffdosen im Abstand von 4–8 Wochen und eine 3. Impfstoffdosis 6–12 Monate nach der 2. Impfstoffdosis erhalten. Eine Reise in ein Infektionsgebiet sollte frühestens nach der 2. Impfstoffdosis angetreten werden.
Grundimmunisierung und Auffrischimpfungen mit einem für Erwachsene bzw. Kinder zugelassenen Impfstoff nach Angaben in den Fachinformationen. Entsprechend den Empfehlungen der Gesundheitsbehörden; Hinweise zu FSME-Risikogebieten – veröffentlicht im Epid Bull 9/2021 – sind zu beachten. Saisonalität beachten: April–November

Tabelle 2 (Fortsetzung)

Impfung gegen	Kategorie	Indikation
FSME (Frühsommer-Meningoenzephalitis) und andere **TBE** (tick borne encephalitis)-Haupt-/**Subtypen**	B	Personen, die durch FSME arbeitsbedingt gefährdet sind (exponiertes Laborpersonal sowie Personen in Risikogebieten, z. B. Forstbeschäftigte und Exponierte in der Landwirtschaft).
	R	Personen, die in TBE-Risikogebieten außerhalb Deutschlands zeckenexponiert sind. Weitere Informationen s. Reiseimpfempfehlungen der STIKO.
Gelbfieber	**R**	Vor Aufenthalt in Gelbfieber-Endemie- und Epidemiegebieten im tropischen Afrika und in Südamerika. Entsprechend den Anforderungen eines Gelbfieber-Impfnachweises der Ziel- oder Transitländer. Eine Liste der Länder mit der Gefahr einer Gelbfieber-Übertragung und der Länder, die bei Einreise den Nachweis einer Gelbfieberimpfung fordern, stellt die WHO zur Verfügung (www.who.int/health-topics/yellow-fever). Weitere Informationen s. Reiseimpfempfehlungen der STIKO

Anmerkungen (Packungsbeilage/Fachinformation beachten)
Risikogebiete in Deutschland sind zurzeit: **Baden-Württemberg** **Bayern:** (außer einigen Landkreisen [LK] in Schwaben und im westlichen Teil Oberbayerns), 2021 neu hinzugekommen: LK Dillingen a.d. Donau **Hessen:** LK Odenwald, LK Bergstraße, LK Darmstadt-Dieburg, SK Darmstadt, LK Groß-Gerau, LK Offenbach, SK Offenbach, LK Main-Kinzig-Kreis, LK Marburg-Biedenkopf, 2021 neu hinzugekommen: LK Fulda **Niedersachsen:** LK Emsland **Rheinland-Pfalz:** LK Birkenfeld **Saarland:** LK Saarpfalz-Kreis **Sachsen:** SK Dresden, LK Vogtlandkreis, LK Erzgebirgskreis, LK Bautzen, LK Meißen, LK Zwickau; LK Sächsische Schweiz-Osterzgebirge, 2021 neu hinzugekommen: LK Mittelsachsen **Sachsen-Anhalt:** 2021 neu hinzugekommen: SK Dessau-Roßlau **Thüringen:** SK Jena, SK Gera, LK Saale-Holzland-Kreis, LK Saale-Orla-Kreis, LK Saalfeld-Rudolstadt, LK Hildburghausen, LK Sonneberg, LK Greiz, LK Ilm-Kreis, LK Schmalkalden-Meiningen, SK Suhl, 2021 neu hinzugekommen: LK Weimarer Land
Einmalige Impfung in einer von den Gesundheitsbehörden zugelassenen Gelbfieber-Impfstelle. Es gibt Konstellationen, bei denen aus medizinischer Sicht eine Auffrischimpfung zu empfehlen ist (s. Kapitel 3.2). Das Internationale Zertifikat für eine Gelbfieber-Impfung ist lebenslang gültig. Dies betrifft bereits ausgestellte und neue Gelbfieber-Impfzertifikate. Laut WHO dürfen Einreisende mit einem Gelbfieber-Impfzertifikat seit 2016 nicht mehr mit der Begründung abgewiesen werden, dass dieses nach 10 Jahren abgelaufen sei.

Tabelle 2 (Fortsetzung)

Impfung gegen	Kategorie	Indikation
Gelbfieber (Fortsetzung)	B	bei Tätigkeiten mit Exposition zum Gelbfieber-Virus (z. B. in Forschungseinrichtungen oder Laboratorien).
***Haemophilus influenzae* Typ b** (Hib)	I	Personen mit anatomischer oder funktioneller Asplenie (z. B. Sichelzellanämie).
Hepatitis A (HA)	I	» Personen mit einem Sexualverhalten mit erhöhtem Expositionsrisiko; z. B. Männer, die Sex mit Männern haben (MSM) » Personen mit häufiger Übertragung von Blutbestandteilen, z. B. i.v. Drogenkonsumierende, Hämophile, oder mit Krankheiten der Leber/ mit Leberbeteiligung » BewohnerInnen von psychiatrischen Einrichtungen oder vergleichbaren Fürsorgeeinrichtungen für Menschen mit Verhaltensstörung oder Zerebralschädigung
	B	Personen mit erhöhtem arbeitsbedingtem Expositionsrisiko, einschließlich Auszubildender, PraktikantInnen, Studierender und ehrenamtlich Tätiger mit vergleichbarem Expositionsrisiko in folgenden Bereichen: » Gesundheitsdienst (inkl. Sanitäts- und Rettungsdienst, Küche, Labor, technischer und Reinigungsdienst, psychiatrische und Fürsorgeeinrichtungen) » Personen mit Abwasserkontakt, z. B. in Kanalisationseinrichtungen und Klärwerken Beschäftigte » Tätigkeit (inkl. Küche und Reinigung) in Kindertagesstätten, Kinderheimen, Behindertenwerkstätten, Asylbewerberheimen u. a.

Anmerkungen (Packungsbeilage/Fachinformation beachten)
Einmalige Impfung in einer von den Gesundheitsbehörden zugelassenen Gelbfieber-Impfstelle.
Einmalige Impfung. Ob Wiederholungsimpfungen sinnvoll sind, kann aufgrund unzureichender Datenlage derzeit nicht beurteilt werden.
Grundimmunisierung und Auffrischimpfung nach Angaben in den Fachinformationen. Die serologische Vortestung auf Anti-HAV ist nur bei Personen sinnvoll, die länger in Endemiegebieten gelebt haben oder in Familien aus Endemiegebieten aufgewachsen sind oder vor 1950 geboren wurden.

Tabelle 2 (Fortsetzung)

Impfung gegen	Kate-gorie	Indikation
Hepatitis A (HA) (Fortsetzung)	**R**	Reisende in Endemiegebiete Für eine Übersicht der Endemiegebiete und weitere Informationen s. Reiseimpfempfehlungen der STIKO.
Hepatitis B (HB)	**I**	1. Personen, bei denen wegen einer vorbestehenden oder zu erwartenden Immundefizienz, z. B. eine geplante Immunsuppression, oder wegen einer vorbestehenden Erkrankung ein schwerer Verlauf einer Hepatitis-B-Erkrankung zu erwarten ist, z. B. HIV-Positive, Hepatitis C-Positive, DialysepatientInnen.* 2. Personen mit einem erhöhten nicht-arbeitsbedingten Expositionsrisiko, z. B. Kontakt zu HBsAg-Trägern in Familie/Wohngemeinschaft, Sexualverhalten mit hohem Infektionsrisiko, i.v. Drogenkonsumierende, Untersuchungshäftlinge und Strafgefangene, ggf. PatientInnen psychiatrischer Einrichtungen.*
	B	3. Personen mit erhöhtem arbeitsbedingten Expositionsrisiko, einschließlich Auszubildender, PraktikantInnen, Studierender und ehrenamtlich Tätiger mit vergleichbarem Expositionsrisiko, z. B. Personal in medizinischen Einrichtungen (einschließlich Labor- und Reinigungspersonal), Sanitäts- und Rettungsdienst, betriebliche ErsthelferInnen, PolizistInnen, Personal von Einrichtungen, in denen eine erhöhte Prävalenz von Hepatitis-B-Infizierten zu erwarten ist (z. B. Gefängnisse, Asylbewerberheime, Einrichtungen für Menschen mit Behinderungen).*,**

Anmerkungen
(Packungsbeilage/Fachinformation beachten)

Für die Indikationsgruppen 1–4 gilt:
Eine routinemäßige serologische Testung zum Ausschluss einer vorbestehenden HBV-Infektion vor Impfung gegen Hepatitis B ist nicht notwendig. Eine Impfung von bereits HBV-infizierten Personen kann gefahrlos durchgeführt werden, ist allerdings wirkungslos. Eine serologische Testung kann in bestimmten Situationen sinnvoll sein (z. B. aus Kostengründen, zur Vermeidung unnötiger Impfungen, bei hohem anamnestischem Expositionsrisiko wie beispielsweise bei HBsAg-positivem Sexualpartner).**
Zur Kontrolle des Impferfolgs sollte 4–8 Wochen nach der letzten Impfstoffdosis einer Impfserie Anti-HBs quantitativ bestimmt werden (erfolgreiche Impfung: Anti-HBs ≥ 100 IE/l).*** Bei „Low-Respondern" (Anti-HBs 10–99 IE/l) wird eine sofortige weitere Impfstoffdosis mit erneuter Anti-HBs-Kontrolle nach weiteren 4–8 Wochen empfohlen. Falls Anti-HBs immer noch < 100 IE/l, bis zu 2 weitere Impfstoffdosen jeweils mit anschließender Anti-HBs-Kontrolle nach 4–8 Wochen. Das Vorgehen nach 6 Impfstoffdosen und weiterhin bestehendem Anti-HBs < 100 IE/l wird kontrovers diskutiert; s. Erläuterungen im Epid Bull 36/37 2013.[5]
Bei „Non-Respondern" (Anti-HBs < 10 IE/l): Bestimmung von HBsAg und Anti-HBc zum Ausschluss einer chronischen HBV-Infektion. Falls beide Parameter negativ sind, weiteres Vorgehen wie bei „Low-Respondern" (s.o.). Nach erfolgreicher Impfung, d.h. Anti-HBs ≥ 100 IE/l, sind im Allgemeinen keine weiteren Auffrischimpfungen erforderlich. Ausnahme: PatientInnen mit humoraler Immundefizienz (jährliche Anti-HBs-Kontrolle; Auffrischimpfung, wenn Anti-HBs < 100 IE/l),

Tabelle 2 (Fortsetzung)

Impfung gegen	Kategorie	Indikation
Hepatitis B (HB) (Fortsetzung)	R	4. Reiseindikation: individuelle Gefährdungsbeurteilung erforderlich.*** Weitere Informationen s. Reiseimpfempfehlungen der STIKO. * *Die angeführten Personengruppen haben exemplarischen Charakter und stellen keine abschließende Indikationsliste dar. Die Impfindikation ist auf Grundlage einer Einschätzung des tatsächlichen Expositionsrisikos zu stellen (s. a. Epid Bull 36/37 2013).*[5] ** *Im Bereich der Arbeitsmedizin sind die Empfehlungen der ArbMedVV zu beachten.* *** *Bei zur Gruppe 4 (Reiseindikation) gehörenden Personen ist individuell abzuwägen, ob angesichts des konkreten Expositionsrisikos und des individuellen Risikos eines Impfversagens eine Impferfolgskontrolle erforderlich erscheint.*
Herpes zoster (HZ)	S	Personen ≥ 60 Jahre
	I	Personen ≥ 50 Jahre bei erhöhter gesundheitlicher Gefährdung infolge einer Grunderkrankung, wie z. B.: » Angeborener oder erworbener Immundefizienz » HIV-Infektion » Rheumatoider Arthritis » Systemischem Lupus erythematodes » Chronisch entzündlichen Darmerkrankungen » Chronisch obstruktiven Lungenerkrankungen oder Asthma bronchiale » Chronischer Niereninsuffizienz » Diabetes mellitus
		Die Impfung mit dem Herpes-zoster-Lebendimpfstoff wird nicht als Standardimpfung empfohlen.
Humane Papillomviren (HPV)		

Anmerkungen (Packungsbeilage/Fachinformation beachten)
ggf. Personen mit besonders hohem individuellen Expositionsrisiko (Anti-HBs-Kontrolle nach 10 Jahren; Auffrischimpfung, wenn Anti-HBs < 100 IE/l). Bei im Säuglingsalter gegen Hepatitis B geimpften Personen mit neu aufgetretenem Hepatitis-B-Risiko (Indikationen 1–4) und unbekanntem Anti-HBs sollte eine weitere Impfstoffdosis gegeben werden mit anschließender serologischer Kontrolle (s. o.).
Zweimalige Impfung mit dem adjuvantierten Herpes-zoster-Totimpfstoff im Abstand von mindestens 2 bis maximal 6 Monaten.
s. a. Kapitel 3.2 (s. S. 40)
s. S. 49

Tabelle 2 (Fortsetzung)

Impfung gegen	Kategorie	Indikation
Influenza	S	Personen ≥ 60 Jahre
	I	Alle Schwangeren ab 2. Trimenon, bei erhöhter gesundheitlicher Gefährdung infolge einer Grunderkrankung ab 1. Trimenon.
		Personen ≥ 6 Monate mit erhöhter gesundheitlicher Gefährdung infolge eines Grunderkrankung, wie z. B.: » chronische Erkrankung der Atmungsorgane (inklusive Asthma bronchiale und COPD) » chronische Herz-Kreislauf-, Leber- und Nierenerkrankung » Diabetes mellitus und andere Stoffwechselerkrankung » chronische neurologische Erkrankungen, z. B. Multiple Sklerose mit durch Infektionen getriggerten Schüben » Personen mit angeborener oder erworbener Immundefizienz » HIV-Infektion BewohnerInnen von Alters- oder Pflegeheimen. Personen, die als mögliche Infektionsquelle im selben Haushalt lebende oder von ihnen betreute Risikopersonen gefährden können. Als Risikopersonen gelten hierbei Personen mit den oben beispielhaft genannten Grunderkrankungen, bei denen es Hinweise auf eine deutlich reduzierte Wirksamkeit der Influenza-Impfung gibt.

Anmerkungen (Packungsbeilage/Fachinformation beachten)
Jährliche Impfung im Herbst mit einem inaktivierten quadrivalenten Hochdosis-Impfstoff mit aktueller von der WHO empfohlener Antigenkombination.
Impfung mit einem inaktivierten quadrivalenten Impfstoff mit aktueller von der WHO empfohlener Antigenkombination.
Jährliche Impfung im Herbst mit einem inaktivierten quadrivalenten Impfstoff mit aktueller von der WHO empfohlener Antigenkombination. Kinder und Jugendliche im Alter von 2–17 Jahren können alternativ mit einem attenuierten Influenza-Lebendimpfstoff (LAIV) geimpft werden, sofern keine Kontraindikation besteht (s. Fachinformation). Bei Hindernissen für eine Injektion (z. B. Spritzenphobie, Gerinnungsstörungen) sollte präferenziell LAIV verwendet werden. Für Personen ≥ 60 Jahren werden inaktivierte quadrivalente Hochdosis-Impfstoffe empfohlen.

Tabelle 2 (Fortsetzung)

Impfung gegen	Kategorie	Indikation
Influenza *(Fortsetzung)*	I	Wenn eine schwere Epidemie aufgrund von Erfahrungen in anderen Ländern oder nach deutlichem Antigendrift bzw. einem Antigenshift zu erwarten ist und der Impfstoff die neue Variante enthält.
	B	Personen mit erhöhter Gefährdung, z. B. medizinisches Personal, Personen in Einrichtungen mit umfangreichem Publikumsverkehr sowie Personen, die als mögliche Infektionsquelle für von ihnen betreute Risikopersonen fungieren können. Personen mit erhöhter Gefährdung durch direkten Kontakt zu Geflügel und Wildvögeln.*
	R/I	Für Reisende ab 60 Jahren und die unter I (Indikationsimpfung) genannten Personengruppen, die nicht über einen aktuellen Impfschutz verfügen, ist die Impfung generell empfehlenswert. Weitere Informationen s. Reiseimpfempfehlungen der STIKO.
Japanische Enzephalitis	R	Aufenthalte in Endemiegebieten (Südostasien, weite Teile von Indien, Korea, Japan, China, West-Pazifik, Nordaustralien) während der Übertragungszeit, insbesondere bei: » Reisen in aktuelle Ausbruchsgebiete » Langzeitaufenthalt (>4 Wochen) » wiederholten Kurzzeitaufenthalten » voraussehbarem Aufenthalt in der Nähe von Reisfeldern und Schweinezucht (nicht auf ländliche Gebiete begrenzt) Weitere Informationen s. Reiseimpfempfehlungen der STIKO.

Anmerkungen (Packungsbeilage/Fachinformation beachten)
Entsprechend den Empfehlungen der Gesundheitsbehörden (Pandemiepläne der Bundesländer: www.rki.de/pandemieplanung > Pandemiepläne der Bundesländer.
Jährliche Impfung im Herbst mit einem inaktivierten quadrivalenten Impfstoff mit aktueller von der WHO empfohlener Antigenkombination. Für Personen ≥ 60 Jahren werden inaktivierte quadrivalente Hochdosis-Impfstoffe empfohlen. * *Eine Impfung mit saisonalen humanen Influenza-Impfstoffen erfolgt nicht primär zum Schutz vor Infektionen durch den Erreger der aviären Influenza, sie kann jedoch Doppelinfektionen mit den aktuell zirkulierenden Influenzaviren verhindern (s. a. TRBA 608 des ABAS unter https://www.baua.de/DE/Angebote/Rechtstexte-und-Technische-Regeln/Regelwerk/TRBA/TRBA.html).*
Impfung mit einem quadrivalenten Impfstoff mit aktueller von der WHO empfohlener, Antigenkombination. Für Personen ≥ 60 Jahren werden inaktivierte quadrivalente Hochdosis-Impfstoffe empfohlen.
Grundimmunisierung mit 2 Impfstoffdosen; eine Auffrischungsdosis vor erneuter Exposition, frühestens 12 Monate nach der Grundimmunisierung.

Tabelle 2 (Fortsetzung)

Impfung gegen	Kategorie	Indikation
Japanische Enzephalitis *(Fortsetzung)*	B	Laborpersonal, das gezielt mit vermehrungsfähigen Japanische Enzephalitis Virus-Wildtypstämmen arbeitet.
Masern	S	Nach 1970 geborene Personen ≥ 18 Jahre mit unklarem Impfstatus, ohne Impfung oder mit nur einer Impfstoffdosis in der Kindheit.
	I	Bei bevorstehender Aufnahme bzw. bei Besuch einer Gemeinschaftseinrichtung (z. B. Kita): » Säuglinge ab dem Alter ≥ 9 Monaten
		Im Rahmen eines Ausbruchs: » nach 1970 Geborene ab dem Alter ≥ 9 Monaten mit unklarem Impfstatus, ohne Impfung oder mit nur einer Impfstoffdosis in der Kindheit » ausnahmsweise Säuglinge im Alter von 6–8 Monaten nach individueller Risiko-Nutzen-Abwägung (*Off-label-use*) * MMR/V = MMRV oder MMR in Koadministration mit VZV-Impfstoff ** MMR(V) = MMR mit oder ohne Koadministration von VZV-Impfstoff

Anmerkungen (Packungsbeilage/Fachinformation beachten)
Einmalige Impfung mit einem MMR-Impfstoff.
Zweimalige Impfung mit einem MMR/V-*Impfstoff. Sofern die Erstimpfung im Alter von 9–10 Monaten erfolgt, soll die 2. MMR/V-Impfung bereits zu Beginn des 2. Lebensjahres gegeben werden.
Einmalige MMR(V)**-Impfung Ggf. Vervollständigung entsprechend den für die Altersgruppe geltenden Empfehlungen. Sofern die Erstimpfung im Alter von 9–10 Monaten erfolgt, soll die 2. MMR/V*-Impfung bereits zu Beginn des 2. Lebensjahres gegeben werden. Bei Erstimpfung im Alter von 6–8 Monaten sollen eine 2. und 3. MMR/V*-Impfung im Alter von 11 und 15 Monaten erfolgen.

Tabelle 2 (Fortsetzung)

Impfung gegen	Kategorie	Indikation
Masern, Mumps, Röteln (MMR)	B	Nach 1970 geborene Personen (einschließlich Auszubildende, PraktikantInnen, Studierende und ehrenamtlich Tätige) in folgenden Tätigkeitsbereichen: » Medizinische Einrichtungen » (gemäß § 23 (3) Satz 1 IfSG) inklusive Einrichtungen sonstiger humanmedizinischer Heilberufe » Tätigkeiten mit Kontakt zu potenziell infektiösem Material » Einrichtungen der Pflege (gemäß § 71 SGB XI) » Gemeinschaftseinrichtungen (gemäß § 33 IfSG) » Einrichtungen zur gemeinschaftlichen Unterbringung von AsylbewerberInnen, Ausreisepflichtigen, Flüchtlingen und Spätaussiedlern » Fach-, Berufs- und Hochschulen
Meningokokken-Infektionen	I	Gesundheitlich gefährdete Personen mit angeborener oder erworbener Immundefizienz, insbesondere: » Komplement-/Properdindefizienz » Therapie mit C5-Komplement-Inhibitoren (z. B. Eculizumab oder Ravulizumab) » Hypogammaglobulinämie » anatomischer oder funktioneller Asplenie (z. B. Sichelzellanämie)
		Bei gehäuftem Auftreten oder Ausbrüchen auf Empfehlung der Gesundheitsbehörden (s. S. 97).
	B	Gefährdetes Laborpersonal (bei Exposition gegenüber *N. meningitidis*-haltigen Aerosolen).

Anmerkungen (Packungsbeilage/Fachinformation beachten)
Insgesamt 2-malige Impfung mit einem MMR-Impfstoff (bei gleichzeitiger Indikation zur Varizellen-Impfung ggf. MMRV-Kombinationsimpfstoff verwenden). Die Anzahl der notwendigen Impfstoffdosen richtet sich nach der Komponente mit den wenigsten dokumentierten Impfungen. Bei Frauen ist für jede der drei Impfstoffkomponenten (M-M-R) eine 2-malige Impfung erforderlich. Bei Männern ist für die Masern- und Mumps-Impfstoffkomponente eine 2-malige Impfung erforderlich, zum Schutz gegen Röteln reicht eine 1-malige Impfung aus. Es existieren keine Sicherheitsbedenken gegen weitere MMR-Impfung(en) bei bestehender Immunität gegen einzelne Komponenten.
Impfung mit Meningokokken-ACWY-Konjugat-Impfstoff und MenB-Impfstoff. Nähere Erläuterungen zur Anwendung (s. S. 53 f.).
Entsprechend den Empfehlungen der Gesundheitsbehörden.
Impfung mit Meningokokken-ACWY-Konjugat-Impfstoff und einem MenB-Impfstoff (s. S. 53 f.).

Tabelle 2 (Fortsetzung)

Impfung gegen	Kategorie	Indikation
Meningokokken-Infektionen *(Fortsetzung)*	R	Reisende in Länder mit epidemischem Vorkommen, besonders bei engem Kontakt zur einheimischen Bevölkerung (z. B. EntwicklungshelferInnen, KatastrophenhelferInnen, medizinisches Personal, bei Langzeitaufenthalt); dies gilt auch für Aufenthalte in Regionen mit Krankheitsausbrüchen und Impfempfehlung für die einheimische Bevölkerung (WHO- und Länderhinweise beachten). Weitere Informationen s. Reiseimpfempfehlungen der STIKO.
		Vor Pilgerreise nach Mekka (Hadj, Umrah). Weitere Informationen s. Reiseimpfempfehlungen der STIKO.
		SchülerInnen/Studierende vor Langzeitaufenthalten in Ländern mit empfohlener allgemeiner Impfung für Jugendliche oder selektiver Impfung für SchülerInnen/ Studierende. Weitere Informationen s. Reiseimpfempfehlungen der STIKO.
Mumps	B	Siehe Masern, Mumps, Röteln (s. S. 28)
Pertussis	S/A	Erwachsene sollen die nächste fällige Td-Impfung einmalig als Tdap-Kombinationsimpfung erhalten.
	I	Schwangere zu Beginn des 3. Trimenons (ab der 28. Schwangerschaftswoche). Bei erhöhter Wahrscheinlichkeit für eine Frühgeburt sollte die Impfung ins 2. Trimenon vorgezogen werden.

Anmerkungen (Packungsbeilage/Fachinformation beachten)
Impfung mit Meningokokken-ACWY-Konjugat-Impfstoff bei KatastrophenhelferInnen zusätzlich MenB-Impfstoff (s. S. 54).
Impfung mit Meningokokken-ACWY-Konjugat-Impfstoff (s. S. 54; Einreisebestimmungen beachten).
Entsprechend den Empfehlungen der Zielländer.
Tdap-Kombinationsimpfstoff, bei entsprechender Indikation Tdap-IPV-Kombinationsimpfstoff (zu verfügbaren Impfstoffen s. a. Tab. 11, S. 136 f.).
Verwendung eines Tdap-Kombinationsimpfstoffs, bei entsprechender Indikation als Tdap-IPV-Kombinationsimpfstoff. Impfung unabhängig vom Abstand zu einer vorher verabreichten Pertussis-Impfung und in jeder Schwangerschaft.

Tabelle 2 (Fortsetzung)

Impfung gegen	Kategorie	Indikation
Pertussis *(Fortsetzung)*	I	Folgende Personen sollen alle 10 Jahre 1 Dosis Pertussis-Impfstoff erhalten: » enge Haushaltskontaktpersonen (z. B. Eltern,* Geschwister, Freunde) und Betreuende (z. B. Tagesmütter, Babysitter, ggf. Großeltern) eines Neugeborenen nach Möglichkeit spätestens 4 Wochen vor dem voraussichtlichen Entbindungstermin * Ist die in der Schwangerschaft empfohlene Impfung nicht erfolgt, sollte die Mutter bevorzugt in den ersten Tagen nach der Geburt geimpft werden.
	B	Personal im Gesundheitsdienst sowie in Gemeinschaftseinrichtungen soll alle 10 Jahre 1 Dosis Pertussis-Impfstoff erhalten.
Pneumokokken-Krankheiten	S	Personen ≥ 60 Jahre.
	I	Kinder, Jugendliche und Erwachsene mit erhöhter gesundheitlicher Gefährdung infolge einer Grundkrankheit: **1. Angeborene oder erworbene Immundefekte,** wie z. B.: » T-Zell-Defizienz bzw. gestörte T-Zell-Funktion » B-Zell- oder Antikörperdefizienz (z. B. Hypogammaglobulinämie) » Defizienz oder Funktionsstörung von myeloischen Zellen (z. B. Neutropenie, chronische Granulomatose, Leukozytenadhäsionsdefekte, Signaltransduktionsdefekte) » Komplement- oder Properdindefizienz

Anmerkungen (Packungsbeilage/Fachinformation beachten)
Tdap-Kombinationsimpfstoff, bei entsprechender Indikation Tdap-IPV-Kombinationsimpfstoff (zu verfügbaren Impfstoffen s.a. Tab. 11, S. 136 f.).
Impfung mit dem 23-valenten Polysaccharid-Impfstoff (PPSV23), ggf. Wiederholungsimpfungen mit PPSV23 im Abstand von mindestens 6 Jahren nach individueller Indikationsstellung s. Kapitel 3.2 (s. S. 40).
1. Sequenzielle Impfung mit dem 13-valenten Konjugat-Impfstoff (PCV13), gefolgt von PPSV23 nach 6–12 Monaten, wobei PPSV23 erst ab dem Alter ≥ 2 Jahren gegeben werden soll.**

Tabelle 2 (Fortsetzung)

Impfung gegen	Kategorie	Indikation
Pneumokokken-Krankheiten *(Fortsetzung)*	I	**1. Angeborene oder erworbene Immundefekte,** wie z. B.: *(Fortsetzung)* » funktionelle Hyposplenie (z. B. bei Sichezellanämie), Z. n. Splenektomie* oder anatomische Asplenie » neoplastische Krankheiten » HIV-Infektion » nach Knochenmarktransplantation » immunsuppressive Therapie* (z. B. wegen Organtransplantation oder Autoimmunerkrankung) » bei chronischem Nierenversagen, nephrotischem Syndrom oder chronischer Leberinsuffizienz **2. Sonstige chronische Krankheiten,** wie z. B.: » chronische Herz-Kreislauf-Erkrankungen oder Erkrankungen der Atmungsorgane, z. B. Asthma bronchiale, Lungenemphysem, COPD » Stoffwechselkrankheiten, z. B. mit oralen Medikamenten oder Insulin behandeltem Diabetes mellitus » neurologische Krankheiten, z. B. Zerebralparesen oder Anfallsleiden **3. Anatomische und fremdkörperassoziierte Risiken für Pneumokokken-Meningitis,** wie z. B.: » Liquorfistel » Cochlea-Implantat* * Impfung möglichst vor der Intervention
	B	Berufliche Tätigkeiten wie Schweißen und Trennen von Metallen, die zu einer Exposition gegenüber Metallrauchen einschließlich metalloxidischen Schweißrauchen führen.

Anmerkungen
(Packungsbeilage/Fachinformation beachten)

1. Sequenzielle Impfung mit dem 13-valenten Konjugat-Impfstoff (PCV13), gefolgt von PPSV23 nach 6–12 Monaten, wobei PPSV23 erst ab dem Alter ≥ 2 Jahren gegeben werden soll.**

2. Personen ab dem Alter ≥ 16 Jahren erhalten eine Impfung mit PPSV23. Personen im Alter ≥ 2–15 Jahren erhalten eine sequenzielle Impfung mit PCV13, gefolgt von PPSV23 nach 6–12 Monaten.**

3. Sequenzielle Impfung mit PCV13, gefolgt von PPSV23 nach 6-12 Monaten, wobei PPSV23 erst ab dem Alter ≥ 2 Jahren gegeben werden soll.**

** Aufgrund der begrenzten Dauer des Impfschutzes soll die Impfung mit PPSV23 in allen drei Risikogruppen mit einem Mindestabstand von 6 Jahren wiederholt werden. Hinweise zur praktischen Umsetzung s. S. 40 „Anmerkungen zu einzelnen Impfungen"

Impfung mit PPSV23 und Wiederholungsimpfung mit PPSV23 mit einem Mindestabstand von 6 Jahren, solange die Exposition andauert.

Tabelle 2 (Fortsetzung)

Impfung gegen	Kate-gorie	Indikation
Polio-myelitis	S/A	Alle Personen bei fehlender oder unvollständiger Grundimmunisierung. Alle Personen ohne einmalige Auffrischimpfung.
	I	Für folgende Personengruppen ist eine Impfung indiziert: » Reisende in Regionen mit Infektionsrisiko durch Wild-Poliomyelitis-Virusstämme (WPV) oder durch einen mutierten Impfvirusstamm (*circulating vaccine-derived poliomyelitisvirus* [cVDPV]) (die aktuelle epidemische Situation ist zu beachten, insbesondere die Meldungen der WHO) » AussiedlerInnen, Flüchtlinge und Asyl-suchende, die in Gemeinschaftsunterkünften leben, bei der Einreise aus Gebieten mit Infektionsrisiko s. Kapitel 4.11 (S. 64 ff.) Weitere Information s. Reiseimpfempfehlungen der STIKO.
	B	» Personal der oben genannten Einrichtungen » medizinisches Personal, das engen Kontakt zu Erkrankten haben kann » Personal in Laboren mit Infektionsrisiko
Röteln	I	Ungeimpfte Frauen oder Frauen mit unklarem Impfstatus im gebärfähigen Alter.[43] Einmal geimpfte Frauen im gebärfähigen Alter.[43]
	B	Siehe Masern, Mumps, Röteln (s. S. 28)

Anmerkungen (Packungsbeilage/Fachinformation beachten)
Als vollständig geimpft gelten Personen, die eine komplette Grundimmunisierung und eine einmalige Auffrischimpfung erhalten haben. Ausstehende oder nicht dokumentierte Impfungen sollen entsprechend den Angaben in den Fachinformationen mit IPV nachgeholt werden. Darüber hinaus wird eine weitere routinemäßige Auffrischimpfung für Erwachsene in Deutschland nicht empfohlen.
Personen ohne Nachweis einer Grundimmunisierung sollten vor Reisebeginn wenigstens 2 IPV-Impfstoffdosen in 4-wöchigem Abstand erhalten. Ausstehende oder nicht dokumentierte Impfstoffdosen, die für einen vollständigen Schutz empfohlen sind, sollen mit IPV nachgeholt werden. Für bestimmte Länder hat die WHO bei einem Aufenthalt > 4 Wochen verschärfte Empfehlungen ausgesprochen, z. T. mit Nachweispflicht, s. auch www.who.int/ihr/ihr_ec_2014/en Bei einem Aufenthalt < 4 Wochen in Afghanistan oder Pakistan wird eine Poliomyelitis-Auffrischimpfung empfohlen, wenn die letzte Impfstoffdosis vor mehr als 10 Jahren verabreicht worden ist.
Ausstehende oder nicht dokumentierte Impfungen der Grundimmunisierung sollen mit IPV nachgeholt werden. Bei Personen mit weiter bestehendem Expositionsrisiko sollten Auffrischimpfungen alle 10 Jahre erfolgen.
Zweimalige Impfung mit einem MMR-Impfstoff.
Einmalige Impfung mit einem MMR-Impfstoff.

Tabelle 2 (Fortsetzung)

Impfung gegen	Kategorie	Indikation
Tetanus	S/A	Alle Personen bei fehlender oder unvollständiger Grundimmunisierung, wenn die letzte Impfstoffdosis der Grundimmunisierung oder die letzte Auffrischimpfung länger als 10 Jahre zurückliegt.
Tollwut	B	» TierärztInnen, JägerInnen, Forstpersonal u.a. Personen mit Umgang mit Tieren in Gebieten mit neu aufgetretener Wildtiertollwut » Personen mit arbeitsbedingtem oder sonstigem engen Kontakt zu Fledermäusen » Laborpersonal mit Expositionsrisiko gegenüber Tollwutviren
	R	Reisende in Regionen mit Tollwutgefahr und einer erhöhten Wahrscheinlichkeit einer Tollwutexposition (z.B. durch Kontakt mit streunenden Hunden oder Fledermäusen). Weitere Informationen s. Reiseimpfempfehlungen der STIKO.
Tuberkulose		Die Impfung mit einem BCG-Impfstoff wird nicht empfohlen.
Typhus	R	Bei Reisen in Endemiegebiete mit Aufenthalt unter schlechten hygienischen Bedingungen. Weitere Informationen s. Reiseimpfempfehlungen der STIKO.
Varizellen	I	» Seronegative Frauen mit Kinderwunsch » Seronegative PatientInnen vor geplanter immunsuppressiver Therapie oder Organtransplantation » Empfängliche Personen* mit schwerer Neurodermitis, » Empfängliche Personen* mit engem Kontakt zu den beiden zuvor Genannten

Anmerkungen (Packungsbeilage/Fachinformation beachten)
Erwachsene erhalten eine Td-Kombinationsimpfung, ggf. bei entsprechender Indikation einmalig als Tdap- oder als Tdap-IPV-Kombinationsimpfung. Eine begonnene Grundimmunisierung wird vervollständigt, Auffrischimpfungen in 10-jährigem Intervall.
Nach Angaben in den Fachinformationen. Personen mit weiter bestehendem Expositionsrisiko sollten regelmäßig eine Auffrischimpfung entsprechend den Angaben in den Fachinformationen erhalten. Mit Tollwutvirus arbeitendes Laborpersonal sollte halbjährlich auf neutralisierende Antikörper untersucht werden. Eine Auffrischimpfung ist bei <0,5 IE/ml Serum indiziert.
Nach Angaben in den Fachinformationen.
Zweimalige Impfung. Anwendungshinweise für Impfungen seronegativer PatientInnen unter immunsuppressiver Therapie sind hier verfügbar: www.rki.de/immundefizienz

* „Empfängliche Personen" bedeutet: keine Impfung und anamnestisch keine Varizellen oder bei serologischer Testung kein Nachweis spezifischer Antikörper.

Tabelle 2 (Fortsetzung)

Impfung gegen	Kategorie	Indikation
Varizellen *(Fortsetzung)*	B	Seronegative Personen (einschließlich Auszubildende, PraktikantInnen, Studierende und ehrenamtlich Tätige) in folgenden Tätigkeitsbereichen: » Medizinische Einrichtungen (gemäß § 23 (3) Satz 1 IfSG) inklusive Einrichtungen sonstiger humanmedizinischer Heilberufe » Tätigkeiten mit Kontakt zu potenziell infektiösem Material » Einrichtungen der Pflege (gemäß § 71 SGB XI) » Gemeinschaftseinrichtungen (gemäß § 33 IfSG) » Einrichtungen zur gemeinschaftlichen Unterbringung von AsylbewerberInnen, Ausreisepflichtigen, Flüchtlingen und Spätaussiedlern

3.2 Anmerkungen zu einzelnen Impfungen

Im vorliegenden Kapitel werden Immunisierungsschemata und Anwendungshinweise zu einzelnen Impfungen besprochen. Für Nachholimpfungen und irreguläre Impfschemata wird auf die altersentsprechenden Tabellen 10 A–E im Kapitel 6.10 verwiesen. Handelsnamen und Anwendungsalter für die empfohlenen Impfstoffe sind in Tabelle 11 im Kapitel 6.10 zusammengefasst. Grundsätzlich ist verbindlich, was in der Fachinformation des einzelnen Impfstoffs steht. Weitere hilfreiche Anwendungshinweise zu einzelnen Impfungen finden sich in den „häufig gestellten Fragen" (FAQ) auf der Webseite des RKI unter www.rki.de/impfungen-a-z. Informationen zu Lieferengpässen und Angaben zu Alternativimpfstoffen erhalten Sie auf den Webseiten des Paul-Ehrlich-Instituts (PEI) und der STIKO.

Versicherte der gesetzlichen Krankenkassen haben Anspruch auf Leistungen für Schutzimpfungen, die in der Schutzimpfungs-Richtlinie

Anmerkungen (Packungsbeilage/Fachinformation beachten)
Insgesamt zweimalige Impfung (bei gleichzeitiger Indikation zur MMR-Impfung ggf. MMRV-Kombinationsimpfstoff verwenden

des G-BA aufgeführt sind. Im Kapitel 4.12 finden sich weitere Informationen hierzu und zur Kostenübernahme von Impfungen mit arbeitsbedingter Indikation. Bei Reiseimpfungen muss die Kostenübernahme individuell geklärt werden, ggf. muss der Impfling selbst zahlen.

Cholera

In Deutschland gibt es derzeit zwei zugelassene Cholera-Impfstoffe (Dukoral und VAXCHORA). Bei Dukoral handelt es sich um eine Schluckimpfung mit abgetöteten Cholera-Erregern. Die Grundimmunisierung mit diesem Impfstoff besteht bei Erwachsenen und Kindern ≥ 6 Jahre aus 2 Impfstoffdosen, die im Abstand von mindestens 1 bis maximal 6 Wochen verabreicht werden. Kinder im Alter von ≥ 2–5 Jahren sollten 3 Impfstoffdosen erhalten (Mindestabstand von 1 Woche zwischen den Impfstoffdosen). Die Impfung sollte spätestens

1 Woche vor der Einreise in ein Endemiegebiet abgeschlossen sein. Bei Verwendung von VAXCHORA neh men Erwachsene und Kinder ≥ 2 Jahre oral einmalig eine Impfstoffdosis mindestens 10 Tage vor Abreise (Lebendimpfstoff).

Coronavirus Disease 2019 (COVID-19)

In der aktuell anhaltenden Pandemie handelt es sich bei der STIKO-Empfehlung um eine Indikationsimpfempfehlung. Ob es in Zukunft eine Standardimpfempfehlung oder eine anderslautende Indikationsimpfempfehlung geben wird, kann zum jetzigen Zeitpunkt der Pandemie nicht beurteilt werden. Bis auf Weiteres wird auf die STIKO-Empfehlung zur COVID-19-Impfung verwiesen, die regelmäßig aktualisiert wird.

Diphtherie

Für die Grundimmunisierung von Reifgeborenen sind im Säuglingsalter drei Impfstoffdosen im Alter von 2, 4 und 11 Monaten empfohlen (s. Epid Bull 26/2020).[2] Es ist sinnvoll diese Impfungen mit einem Kombinationsimpfstoff (z. B. DTaP-IPV-Hib-HepB) durchzuführen, der gleichzeitig gegen Tetanus, Diphtherie, Keuchhusten, Kinderlähmung, *Haemophilus influenzae* Typ b und Hepatitis B schützt. Für Frühgeborene (Geburt vor der vollendeten 37. Schwangerschaftswoche) sind 4 Impfstoffdosen im chronologischen Alter von 2, 3, 4 und 11 Monaten empfohlen.

Zwischen der letzten und vorletzten Dosis des jeweiligen Impfschemas zur Grundimmunisierung sollte ein Abstand von 6 Monaten nicht unterschritten werden. Auffrischimpfungen sind im Alter von 5–6 Jahren und 9–16 Jahren empfohlen und dann in 10-jährigem Abstand. Ab einem Alter ≥ 5 Jahren wird zur Auffrischimpfung oder bei eventuell nicht erfolgter Grundimmunisierung ein Impfstoff mit reduziertem Diphtherietoxoid-Gehalt (d) verwendet, in der Regel kombiniert mit Tetanustoxoid und Pertussis-Antigen (TdaP) oder weiteren indizierten Antigenen.

Frühsommermeningoenzephalitis (FSME)

Ein Impfschutz sollte möglichst zu Beginn der Zeckensaison aufgebaut sein – ca. 95 % der Erkrankungen werden in Deutschland in den Monaten Mai bis November gemeldet. Bitte beachten Sie die aktuellen Hinweise zu Risikogebieten in Deutschland: FSME-Risikogebiete Stand Januar 2021; veröffentlicht im Epid Bull 9/2021. Für die Impfung stehen Kinder-Impfstoffe (FSME-IMMUN Junior, Encepur Kinder) und Erwachsenen-Impfstoffe (FSME-IMMUN Erwachsene, Encepur Erwachsene) zur Verfügung. Eine unterbrochene Grundimmunisierung sollte mit den fehlenden Impfstoffdosen abgeschlossen werden. In den Fachinformationen von FSME-IMMUN wird darauf hingewiesen, dass eine Grundimmunisierung nur nach zwei bereits gegeben Impfstoffdosen durch eine zusätzliche Impfstoffdosis vervollständigt werden kann. Nach Auffassung der STIKO gilt jedoch auch hier der Grundsatz „jede Impfung zählt": Eine einmal begonnene Grundimmunisierung kann zu jeder Zeit fortgesetzt werden und es muss KEINE erneute Grundimmunisierung erfolgen. Auch wenn eine Auffrischimpfung erst Jahre nach dem empfohlenen Impfzeitpunkt verabreicht wird, bietet sie je nach Lebensalter wieder 3–5 Jahre Schutz (s. Fachinformationen). Die in Deutschland zugelassenen Impfstoffe schützen sowohl vor dem zentraleuropäischen FSME-Virus-Subtyp als auch vor den fernöstlichen und sibirischen FSME-Virus-Subtypen.

Gelbfieber

Die Gelbfieber-Impfung mit dem attenuierten Lebendimpfstoff (Stamaril) wird bei Reisen in Gelbfieber-Endemiegebiete empfohlen. Bei einigen Ländern besteht bei Einreise eine Nachweispflicht. Andere Länder fordern den Nachweis einer GelbfieberImpfung nur bei Einreise aus gelbfieberendemischen Ländern oder bei Flughafentransit > 12 h in einem gelbfieberendemischen Land. Die Weltgesundheitsorganisation (WHO) hat 2014 nach Bewertung der verfügbaren Evidenz festgelegt, dass in den meisten Fällen nach einmaliger Gelbfieber-Impfung von einem lebenslangen Schutz auszugehen ist (Strategic Advisory Group of

Experts on immunization [SAGE]: Working Group. Background Paper on Yellow Fever Vaccine, 19 March 2013). Die Gültigkeit eines internationalen Zertifikates für eine Gelbfieber-Impfung wurde von 10 Jahren auf lebenslang geändert. Dies betrifft sowohl bereits ausgestellte als auch neue Gelbfieber-Impfzertifikate.

Eine Liste der Länder mit der Gefahr einer Gelbfieberübertragung und der Länder, die bei Einreise den Nachweis einer Gelbfieber-Impfung verlangen, stellt die WHO zur Verfügung: (www.who.int/health-topics/yellow-fever).

Folgenden Personengruppen wird bei Reiseindikation eine Auffrischimpfung empfohlen, da bei ihnen die Immunantwort abgeschwächt sein kann und deshalb nach einmaliger Impfung möglicherweise kein lebenslanger Schutz besteht: (1) Kinder, die im Alter von < 2 Jahren erstmals geimpft wurden, insbesondere solche, die gleichzeitig zur Gelbfieber-Impfung eine MMR-Impfung erhalten hatten, (2) Frauen, die während der Schwangerschaft geimpft wurden, (3) HIV-Infizierte, siehe auch die ausführliche wissenschaftliche Begründung zur Änderung der Gelbfieber-Impfempfehlung im Epid Bull 35/2015.3 Weitere Informationen s. Reiseimpfempfehlungen der STIKO.

Haemophilus influenzae Typ b (Hib)

Für die Grundimmunisierung von Reifgeborenen sind im Säuglingsalter drei Impfstoffdosen im Alter von 2, 4 und 11 Monaten empfohlen (s Epid Bull 26/2020). Es ist sinnvoll diese Impfungen mit einem Kombinationsimpfstoff (z. B. DTaP-IPV-Hib-HepB) durchzuführen, der gleichzeitig gegen Tetanus, Diphtherie, Keuchhusten, Kinderlähmung, *Haemophilus influenzae* Typ b und Hepatitis B schützt. Für Frühgeborene (Geburt vor der vollendeten 37. Schwangerschaftswoche) sind 4 Impfstoffdosen im chronologischen Alter von 2, 3, 4 und 11 Monaten empfohlen.

Zwischen der letzten und vorletzten Dosis des jeweiligen Impfschemas sollte ein Abstand von 6 Monaten nicht unterschritten werden. Wird eine Hib-Impfung im Alter von 1–4 Jahren nachgeholt, reicht eine einmalige Impfung. Ab einem Alter ≥ 5 Jahren ist eine Hib-Impfung nur in Ausnahmefällen indiziert (s. Tab. 2, S. 16, bei funktioneller oder anatomischer Asplenie). Monovalente Hib-Impfstoffe (Act-Hib, Hiberix) werden aktuell in Deutschland nicht vermarktet, sind jedoch über Apotheken aus dem Ausland bestellbar.

Hepatitis A

Zugelassen zur Impfung gegen Hepatitis A sind in Deutschland monovalente Impfstoffe (Havrix 720 Kinder bzw. Havrix 1440, VAQTA Kinder, VAQTA, HAVpur) und Kombinationsimpfstoffe (VIATIM mit Typhus und Twinrix Kinder/Erwachsene mit Hepatitis B). Twinrix Kinder ist für das Alter ≥ 1 bis < 16 Jahren zugelassen. Bei beiden Formulierungen des Twinrix-Impfstoffs ist zu beachten, dass eine einzelne Dosis noch keinen ausreichenden Schutz (z. B. vor einer Reise) gewährleistet, da nur halb so viel Hepatitis-A-Antigen wie in den monovalenten Hepatitis-A-Impfstoffen enthalten ist. Erst nach der Dosis des Kombinationsimpfstoffs kann von einem ca. 1 Jahr andauernden Schutz für Hepatitis A ausgegangen werden. Die 3. Impfstoffdosis nach 6 (–12) Monaten verleiht einen anhaltenden Hepatitis-A-Schutz. Bei Erwachsenen kann für die Twinrix-Kombinationsimpfung bei nicht ausreichender Zeit für eine reguläre Erstimmunisierung vor einer Reise ein verkürztes Schema (0, 7, 21 d) angewendet werden. Dabei ist zu beachten, dass eine 4. Impfstoffdosis nach 12 Monaten notwendig ist, um die Impfserie abzuschließen. Bei Verwendung eines monovalenten Hepatitis-A-Impfstoffs oder des Kombinationsimpfstoffs mit Typhus (Zulassung bei Letztgenanntem ab ≥ 16 Jahren) besteht bereits nach der 1. Dosis ein vollumfänglicher Schutz für ca. ein Jahr. Hier ist zur Vervollständigung der Grundimmunisierung bzw. für einen langanhaltenden Schutz eine 2. Impfstoffdosis nach einem Mindestabstand von 6–12 Monaten notwendig. Für die postexpositionelle Prophylaxe sollte nur der monovalente Impfstoff verwendet werden. Bei einer Exposition von Personen, für die eine Hepatitis A ein besonderes Risiko darstellt, kann zeitgleich mit der ersten Impfstoffdosis ein Immunglobulinpräparat gegeben werden.

Hepatitis B (HB)

Für die Grundimmunisierung gegen Hepatitis B sind im Säuglingsalter drei Impfstoffdosen im Alter von 2, 4 und 11 Monaten empfohlen (s. Epid Bull 26/2020).2 Zwischen der letzten und vorletzten Dosis des jeweiligen Impfschemas sollte ein Abstand von 6 Monaten nicht unterschritten werden. Es ist sinnvoll diese Impfungen mit einem Kombinationsimpfstoff durchzuführen, der gleichzeitig gegen Tetanus, Diphtherie, Keuchhusten, Kinderlähmung, *Haemophilus influenzae* Typ b und Hepatitis B schützt. Serologische Vor- bzw. Nachtestungen im Kindes-, Jugend- und Erwachsenenalter zur Kontrolle des Impferfolges sind nicht erforderlich. Ebenso ist eine Auffrischimpfung nach Impfung im Säuglingsalter und Kleinkindalter derzeit für Kinder, Jugendliche und Erwachsene ohne besonderes Risiko nicht generell empfohlen. Bei Personen, die in der Kindheit gegen Hepatitis B geimpft wurden, sollte eine HB-Auffrischimpfung nur dann durchgeführt werden, wenn für diese Person ein besonderes HB-Risiko besteht (z.B. Aufnahme einer Beschäftigung im Gesundheitsdienst). In diesem Fall soll eine serologische Kontrolle 4–8 Wochen nach der Impfung entsprechend den Empfehlungen in Tabelle 2 erfolgen (s. S. 18 sowie Epid Bull 31/2007[6] und 36/37 2013[5]).

Hepatitis-B-Immunprophylaxe bei Neugeborenen von HBsAg-(Hepatitis-B-Surface-Antigen-)positiven Müttern bzw. von Müttern mit unbekanntem HBsAg-Status

Entsprechend den Mutterschafts-Richtlinien ist bei allen Schwangeren nach der 32. Schwangerschaftswoche, möglichst nahe am Geburtstermin, das Serum auf HBsAg zu untersuchen. Bei positivem Ergebnis ist bei dem Neugeborenen innerhalb von 12 Stunden nach der Geburt mit der Immunisierung gegen Hepatitis B zu beginnen. Dabei werden simultan die 1. Dosis HB-Impfstoff und HB-Immunglobulin an unterschiedlichen Extremitäten verabreicht. Zwei Impfschemata können zur Grundimmunisierung mit einem monovalenten Impfstoff zur Anwendung kommen: 0-1-2-12-Monate oder 0-1-6-Monate, wobei das erste Schema eine raschere Immunantwort bewirkt.

Kommt das 0-1-2-12-Monate-Schema zur Anwendung, können die Impfstoffdosen im Alter von 2 und 12 Monaten mit einem hexavalenten Impfstoff verabreicht werden. **Frühgeborene** sollten immer das 0-1-2-12-Monate-Schema erhalten.

Die übrigen Impfstoffdosen der Grundimmunisierung gegen DTaP-IPV-Hib können mit einem Fünffach- oder Sechsfachimpfstoff erfolgen. Wird ein Sechsfachimpfstoff verwendet, bekommt der Säugling zwei Dosen der HB-Impfstoffkomponente mehr als nötig. Dies ist jedoch unschädlich. Wichtig ist, dass am Ende der Impfserie zwischen den letzten beiden Impfstoffdosen ein Mindestabstand von 5 Monaten eingehalten wird.

Bei Neugeborenen von Müttern, deren **HBsAg-Status nicht bekannt** ist und bei denen vor bzw. sofort nach der Geburt die serologische Kontrolle nicht möglich ist, wird unmittelbar post partum die Grundimmunisierung mit HB-Impfstoff begonnen. Bei nachträglicher Feststellung einer HBsAg-Positivität der Mutter kann beim Neugeborenen innerhalb von 7 Tagen postnatal die passive Immunisierung mit Immunglobulin nachgeholt werden.

Nach Abschluss der Grundimmunisierung des Neugeborenen einer HBsAg-positiven Mutter ist eine **serologische Antikörperbestimmung** beim Säugling erforderlich. Dazu werden **4–8 Wochen nach der letzten Impfstoffdosis der Grundimmunisierung die Hepatitis-B-Marker HBsAg, Anti-HBs und Anti-HBc bestimmt.** Besteht zu diesem Zeitpunkt keine Immunität, sollte umgehend eine weitere Impfstoffdosis appliziert werden. Der Impferfolg ist serologisch zu kontrollieren (s. o.). Über das weitere Vorgehen (evtl. weitere Impfungen) ist individuell zu entscheiden (s. a. Epid Bull 10/2000 und 8/2001).

Herpes zoster (HZ)

In Deutschland sind zwei Impfstoffe gegen Herpes zoster (HZ) zugelassen und verfügbar: Seit 2013 ein attenuierter Lebendimpfstoff (Zostavax) für Personen ≥ 50 Jahre und seit 2018 ein adjuvantierter HZ-subunit-Totimpfstoff (Shingrix) für Personen ≥ 18 Jahre.

Adjuvantierter Herpes-zoster-Totimpfstoff

Zur Verhinderung von HZ und Postherpetischer Neuralgie (PHN) empfiehlt die STIKO seit Dezember 2018 den adjuvantierten HZ-Totimpfstoff Shingrix als Standardimpfung (S) für alle Personen ≥ 60 Jahren. Zusätzlich empfiehlt die STIKO die Impfung als Indikationsimpfung (I) für Personen ≥ 50 Jahren mit einer erhöhten gesundheitlichen Gefährdung für das Auftreten eines HZ infolge einer Grundkrankheit oder für Personen mit angeborener bzw. erworbener Immundefizienz (Epid Bull 50/2018).[7] Dazu gehören u. a. PatientInnen mit HIV-Infektion, rheumatoider Arthritis, systemischem Lupus erythematodes, chronisch entzündlichen Darmerkrankungen, chronisch obstruktiven Lungenerkrankungen oder Asthma bronchiale, chronischer Niereninsuffizienz oder Diabetes mellitus.

Durch die Impfung soll die T-Zell-vermittelte Immunabwehr gegenüber Varizella-zoster-Viren (VZV) gesteigert und so die Reaktivierung der latent in den Nervenganglien verbliebenen VZV verhindert werden. Die Impfserie für den HZ-Totimpfstoff besteht aus zwei Impfstoffdosen, die intramuskulär im Abstand von mindestens 2 bis maximal 6 Monaten verabreicht werden. Aktuell kann davon ausgegangen werden, dass fast jede in Deutschland aufgewachsene Person im Alter ≥ 50 Jahren in ihrem Leben Windpocken durchgemacht hat. Es ist daher nicht notwendig, vor der Impfung eine Windpockenerkrankung in der Vergangenheit anamnestisch oder serologisch abzuklären. Die Impfung mit dem HZ-Totimpfstoff kann entsprechend den Fachinformationen zusammen mit einem inaktivierten, nicht-adjuvantierten saisonalen Influenza-Impfstoff verabreicht werden. Zur Koadministration mit anderen Impfstoffen sind bisher keine Daten veröffentlicht. Eine durchgemachte HZ-Erkrankung schützt nicht davor, wiederholt an einem HZ zu erkranken. Die HZ-Impfung mit dem Totimpfstoff können auch Personen bekommen, die bereits in der Vergangenheit an HZ erkrankt waren. Der Totimpfstoff ist allerdings nicht zur Therapie einer HZ-Erkrankung oder ihrer Spätfolgen bestimmt. Auf Basis einer Studie bei ≥ 50-Jährigen ist der Impfstoff nach vorausgegangener HZ-Erkrankung ausreichend immunogen und sicher. Die Datenlage zur klinischen Wirksamkeit bei Anwendung des Impfstoffs und zum günstigsten Zeitpunkt der Impfung nach HZ-Erkrankung ist begrenzt. Die Impfung sollte daher zu einem Zeitpunkt erfolgen, wenn die akute Erkrankung vorüber ist und die Symptome abgeklungen sind.

Attenuierter Herpes-zoster-Lebendimpfstoff

Der Herpes-zoster-Lebendimpfstoff Zostavax wird von der STIKO aufgrund der eingeschränkten Wirksamkeit und seiner begrenzten Wirkdauer nicht als Standardimpfung empfohlen. Der Lebendimpfstoff ist nicht zur Impfung von Personen geeignet, die aufgrund einer Immunschwäche wie z. B. unter einer immunsuppressiven Therapie ein erhöhtes Risiko haben, an Herpes zoster zu erkranken (Epid Bull 36/2017).[8]

Humane Papillomviren (HPV)

Zur Reduktion der Krankheitslast durch HPV-assoziierte Tumore ist eine generelle Impfung gegen humane Papillomviren (HPV) für alle Kinder und Jugendlichen im Alter von 9–14 Jahren empfohlen. Spätestens bis zum Alter von 17 Jahren sollen versäumte Impfungen gegen HPV nachgeholt werden.

Die Impfserie sollte vor dem ersten Sexualkontakt abgeschlossen sein. Bei Beginn der Impfserie im Alter von 9–14 Jahren (Cervarix, Gardasil-9) ist ein 2-Dosen-Impfschema mit einem Impfabstand von 5 Monaten zugelassen. Bei Nachholimpfungen im Alter von ≥ 15 Jahren oder bei einem Impfabstand von < 5 Monaten zwischen der 1. und 2. Dosis ist eine 3. Impfstoffdosis erforderlich (Angaben in den Fachinformationen beachten). Für die Anzahl der erforderlichen Impfstoffdosen ist das Alter bei Beginn der Impfserie entscheidend.

Eine begonnene Impfserie sollte möglichst mit dem gleichen HPV-Impfstoff vervollständigt werden. Weitere Details zur Anwendung der HPV-Impfstoffe s. a. Epid Bull 16/2016.

Die Impfung gegen HPV sollte auch als Gelegenheit genutzt werden, andere für Jugendliche empfohlene Impfungen zu vervollständigen. Zur gleichzeitigen Gabe mit anderen Impfstoffen verweist die STIKO auf die jeweiligen Fachinformationen.

Personen ≥ 18 Jahre ohne bisherige HPV-Impfung, können ebenfalls von einer Impfung gegen HPV profitieren, jedoch ist die Wirksamkeit der Impfung bei nicht HPV-naiven Personen reduziert. Es liegt in der ärztlichen Verantwortung, nach individueller Prüfung der Impfindikation PatientInnen auf der Basis der Impfstoffzulassung darauf hinzuweisen. Die Kostenübernahme muss individuell geklärt werden.

Geimpfte Personen sind darauf hinzuweisen, dass die Impfung mit den aktuell verfügbaren Impfstoffen nicht gegen alle potenziell onkogenen HPV-Typen schützt. Frauen sollen deshalb die Früherkennungsuntersuchungen zum Gebärmutterhalskrebs weiterhin in Anspruch nehmen. Die wissenschaftliche Begründung zur Empfehlung der HPV-Impfung für Jungen ist – ergänzend zu den Begründungen zur Änderung des Impfalters (Epid Bull 35/2014)[10] zur Begründung der HPV-Impfung für Mädchen (Epid Bull 12/2007)[12] und der Bewertung der Impfung (Epid Bull 32/2009)[11] – im Epid Bull 26/2018[9] veröffentlicht.

Influenza

Die jährliche Influenza-Impfung im Herbst ist als Standardimpfung für alle Personen ≥ 60 Jahre sowie als Indikationsimpfung bei bestimmten Personengruppen (s. Tab. 2, S. 22 ff.) empfohlen. Verwendet werden soll ein quadrivalenter Impfstoff mit aktueller von der WHO empfohlener Antigenkombination (Epid Bull 2/2018).[14] Aufgrund einer geringfügigen, aber signifikanten Überlegenheit der Impfeffektivität bei älteren Menschen wird für alle Personen ≥ 60 Jahre ein quadrivalenter Hochdosis-Impfstoff mit aktueller von der WHO empfohlener Antigenkombination empfohlen (Epid Bull 1/2021).[13] Neben den quadrivalenten inaktivierten Vakzinen (IIV4) zur Injektion, die je nach Impfstoffhersteller für verschiedene Altersgruppen zugelassen sind, ist für die Altersgruppe 2–17 Jahre auch eine quadrivalente attenuierte Lebendvakzine (LAIV4) zur nasalen Applikation zugelassen. In dieser Altersgruppe können die inaktivierten Impfstoffe oder die Lebendvakzine verwendet werden. Bei Hindernissen für eine Injektion (z. B. Spritzenphobie, Gerinnungsstörungen) sollte präferenziell LAIV4 verwendet werden. Die jährliche Impfung wird auch dann empfohlen, wenn die Antigenzusammensetzung des Impfstoffs gegenüber der vorhergehenden Saison unverändert ist.

Japanische Enzephalitis

Derzeit ist in Deutschland nur der inaktivierte adjuvantierte Totimpfstoff IXIARO zugelassen. Eine Impfung gegen das Japanische Enzephalitis Virus (JEV) ist vor Aufenthalten in Endemiegebieten während der Übertragungszeit empfohlen, insbesondere wenn die in Tabelle 2 (S. 24 ff.) unter R genannten Bedingungen vorliegen.

Die Grundimmunisierung besteht bei Erwachsenen aus 2 Dosen à 0,5 ml im Abstand von 4 Wochen oder im Abstand von 1 Woche (Schnellschema: Tag 0 und Tag 7, zugelassen für die Anwendung ≥ 18 bis ≤ 65 Jahren). Bei Kindern im Alter von ≥ 2 Monaten bis < 3 Jahren werden 2 Dosen à 0,25 ml im Abstand von 4 Wochen verabreicht. Ab einem Alter von ≥ 3 Jahren werden volle Impfstoffdosen à 0,5 ml gegeben.

Bei einem fortgesetzten Expositionsrisiko wird die 1. Auffrischimpfung 12–24 Monate nach der Grundimmunisierung verabreicht und eine 2. Auffrischimpfung bei weiterhin bestehender Indikation 10 Jahre nach der 1. Auffrischung (s. Epid Bull 18/2020)[20] empfohlen.

Masern

Ein monovalenter Masern-Impfstoff ist in Deutschland nicht mehr erhältlich. Für die Grundimmunisierung gegen Masern werden 2 Impfstoffdosen eines Kombinationsimpfstoffs (MMR-Impfstoff) im Alter von 11 und 15 Monaten verabreicht. Hierbei ist ein Mindestabstand von 4 Wochen zwischen den beiden Impfstoffdosen einzuhalten.

In folgenden Situationen kann die 1. MMR-Impfung unter Berücksichtigung der gegebenen epidemiologischen Situation bereits ab einem Alter von ≥ 9 Monate erfolgen:

» bevorstehende Aufnahme in eine Gemeinschaftseinrichtung (z. B. Kita)
» nach Kontakt zu Masernkranken. Sofern die Erstimpfung im Alter von 9–10 Monaten erfolgte, muss die 2. MMR-Impfung bereits zu Beginn des 2. Lebensjahres gegeben werden.

Für eine MMR-Impfung von Säuglingen < 9 Monaten fehlen umfassende Daten zur Sicherheit und Wirksamkeit, sodass jüngere Säuglinge in einem Ausbruchsgeschehen in erster Linie durch Impfungen der Kontaktpersonen in der Umgebung zu schützen sind. Individuelle Risiko-Nutzen-Abwägungen können eine Impfung im Alter von 6–8 Monaten ausnahmsweise begründen. Säuglinge, die im Alter von 6–8 Monaten geimpft wurden, sollen zum Aufbau einer langfristigen Immunität 2 weitere MMR/V-Impfstoffdosen im Alter von 11 und 15 Monaten erhalten.

Nach Kontakt zu Masernkranken sollte die passive Immunisierung mit Immunglobulinen bis zu 6 Tage nach Exposition bei kontraindizierter aktiver Impfung vor allem für ungeschützte Personen mit hohem Komplikationsrisiko, z. B. für Säuglinge < 6 Monaten, immundefiziente PatientInnen und empfängliche Schwangere, erfolgen bzw. erwogen werden. Die Anwendung erfolgt außerhalb der Zulassung. Säuglinge im Alter von 6–8 Monaten können nach individueller Risiko-Nutzen-Abwägung alternativ zur 1. Impfung Immunglobuline erhalten. Nach einer Immunglobulingabe ist die MMR/V-Impfung für 8 Monate nicht sicher wirksam. Dies sollte bei der Indikation zur Immumglobulingabe berücksichtigt werden (s. a. Tab. 6, S. 102 und Epid Bull 2/2017).

Die MMR-Impfung wird auch als Standardimpfung für alle nach 1970 geborenen Erwachsenen mit unklarem Impfstatus, ohne Impfung oder mit nur einer Impfung in der Kindheit empfohlen. Die Impfung erfolgt als einmalige Gabe eines MMR-Impfstoffs. Eine ausführliche Begründung dieser Empfehlung findet sich im Epid Bull 32/2010.[22]

Zusätzlich ist die zweimalige MMR-Impfung für nach 1970 geborene Personen in besonderen beruflichen Tätigkeitsbereichen indiziert. Hierzu zählt das Personal in medizinischen Einrichtungen, Einrichtungen der Pflege, Gemeinschaftseinrichtungen, Einrichtungen zur gemeinschaftlichen Unterbringung von AsylbewerberInnen, Ausreisepflichtigen, Flüchtlingen und Spätaussiedlern sowie in Fach-, Berufs- und Hochschulen (s. Epid Bull 2/2020).[23]

Im März 2020 ist das Masernschutzgesetz in Kraft getreten. Kinder in Kindergarten, Kindertagespflege oder Schule müssen demnach den

Nachweis über die von der STIKO empfohlenen Impfungen gegen Masern erbringen oder ein ärztliches Zeugnis über eine ausreichende Immunität gegen Masern vorweisen. Kinder im Alter von 12–23 Monaten müssen eine Masern-Impfstoffdosis erhalten haben und Kinder ≥ 24 Monate mindestens zwei Impfstoffdosen. Alternativ kann unabhängig vom Alter ein ärztliches Zeugnis über eine ausreichende Immunität gegen Masern vorgelegt werden. Ungeimpfte/ Kinder ohne ausreichende Immunität können vom Besuch einer Kindertagesstätte ausgeschlossen werden. Beschäftigte in Kindergärten, Schulen oder anderen Gemeinschaftseinrichtungen, Asylbewerber- und Geflüchteten-Unterkünften sowie Tagespflegepersonal müssen ebenfalls gegen Masern geimpft oder immun sein – sofern sie nach 1970 geboren sind. Gleiches gilt für nach 1970 geborene Beschäftigte in medizinischen Einrichtungen, z. B. Krankenhäusern oder Arztpraxen. (s. auch: https://www. masernschutz.de/).

Meningokokken

Meningokokken B (MenB)

In Deutschland stehen zwei Impfstoffe gegen **Meningokokken der Serogruppe B zur Verfügung:** Bexsero ist für Personen ab dem Alter von ≥ 2 Monaten und Trumenba ab dem Alter von ≥ 10 Jahren zugelassen. Die STIKO kommt gegenwärtig zu dem Schluss, dass die bisher vorliegenden Studienergebnisse und die daraus resultierende Evidenz für eine abschließende Entscheidung über eine generelle MenB-Impfempfehlung noch nicht ausreichen. Eine Stellungnahme zum Stand der Bewertung des neuen MenB-Impfstoffs wurde erstmals im Epid Bull 36/2014 veröffentlicht und 2018 aktualisiert (Epid Bull 3/2018).

Allerdings empfiehlt die STIKO für Personen mit spezifischen Grundkrankheiten (z. B. bei Personen mit angeborener oder erworbener Immundefizienz) zusätzlich zu einer Impfung gegen Meningokokken der Serogruppen A, C, W und Y auch eine MenB-Impfung (s. Tab. 2, S. 28). Es liegen keine Daten zur Wirksamkeit der MenB-Impfung bei diesen

Personen vor; in einer kleineren Studie war die Immunogenität jedoch bei Kindern und Jugendlichen mit Komplementdefekten geringer als bei gesunden oder asplenischen Probanden. Zudem ist das Risiko, an einer invasiven Meningokokken-Infektion zu erkranken je nach Grundkrankheit unterschiedlich hoch, wie in der „Wissenschaftlichen Begründung für die Aktualisierung der Meningokokken-Impfempfehlung" detailliert ausgeführt wird (s. Epid Bull 37/2015).[24] Bei KatastrophenhelferInnen wird ebenfalls eine Impfung gegen MenB empfohlen (s. Reiseimpfempfehlungen der STIKO). Somit sollte die Entscheidung für eine MenB-Impfung nach individueller Risiko-Nutzen-Abschätzung getroffen werden.

Meningokokken C (MenC)

Empfohlen ist die Impfung gegen Meningokokken der Serogruppe C mit einer Impfstoffdosis eines konjugierten MenC-Impfstoffs für alle Kinder im Alter von 12 Monaten. Verfügbare MenC-Konjugatimpfstoffe sind ab dem Alter von ≥ 2 Monaten zugelassen. Ein zweiter niedrigerer Inzidenzgipfel der Erkrankung besteht in Deutschland bei Jugendlichen. Eine ausführliche Begründung der Impfempfehlung findet sich im Epid Bull 31/2006.[28] Eine fehlende Impfung soll bis zum 18. Geburtstag nachgeholt werden. Eine Auffrischimpfung wird derzeit nicht von der STIKO empfohlen. Zusätzlich zu diesen Hinweisen sind die Empfehlungen zur Impfung von Risikopersonen (s. Tab. 2, S. 28 ff.) zu beachten.

Meningokokken ACWY (MenACWY)

Bei bestimmten Indikationen, z. B. bei Personen mit angeborener oder erworbener Immundefizienz oder bei Reisenden (s. Tab. 2, S. 28 ff. und Tab. 6, S. 104 ff.), ist eine Meningokokken-Impfung gegen die Serogruppen ACWY empfohlen. Für Kinder und Jugendliche, die bisher noch keine MenC-Impfung bekommen haben und aufgrund einer Indikation (z. B. Reise) eine ACWY-Impfung erhalten, ist keine weitere MenC-Impfung erforderlich. Die ACWY-Konjugatimpfstoffe sind in Deutschland ab dem Alter von ≥ 6 Wochen (Nimenrix) bzw. ab dem Alter von ≥ 12 Monaten (MenQuadfi) bzw. ab dem Alter von ≥ 2 Jahren (Menveo) zugelassen.

Mumps

Ein monovalenter Mumps-Impfstoff ist in Deutschland nicht mehr erhältlich. Für die Grundimmunisierung gegen Masern werden 2 Impfstoffdosen eines Kombinationsimpfstoffs (MMR-Impfstoff) im Alter von 11 und 15 Monaten verabreicht. Hierbei ist ein Mindestabstand von 4 Wochen zwischen den beiden Impfstoffdosen einzuhalten. Eine bereits bestehende Immunität gegen einen oder zwei der enthaltenen Erreger des Impfstoffs stellt keine Kontraindikation für die Impfung dar.

Zusätzlich ist die zweimalige MMR-Impfung für nach 1970 geborene Personen in besonderen beruflichen Tätigkeitsbereichen indiziert. Hierzu zählt das Personal in medizinischen Einrichtungen, Einrichtungen der Pflege, Gemeinschaftseinrichtungen, Einrichtungen zur gemeinschaftlichen Unterbringung von AsylbewerberInnen, Ausreisepflichtigen, Flüchtlingen und Spätaussiedlern, sowie in Fach-, Berufs- und Hochschulen (s. Epid Bull 2/2020).[23]

Pertussis

Säuglingsimpfung: In Anbetracht der epidemiologischen Pertussis-Situation in Deutschland und der Schwere des klinischen Verlaufs einer Pertussis-Erkrankung im Säuglingsalter ist es dringend geboten, mit der Grundimmunisierung der Säuglinge und Kleinkinder zum frühestmöglichen Zeitpunkt, d. h. unmittelbar nach Vollendung des 2. Lebensmonats zu beginnen und sie zeitgerecht fortzuführen. Für die Grundimmunisierung von Reifgeborenen im Säuglingsalter sind drei Impfungen im Alter von 2, 4 und 11 Monaten empfohlen (s. Epid Bull 26/2020).[2] Es ist sinnvoll, diese Impfungen mit einem Kombinationsimpfstoff durchzuführen, der gleichzeitig gegen Tetanus, Diphtherie, Keuchhusten, Kinderlähmung, *Haemophilus influenzae* Typ b und Hepatitis B schützt. Für Frühgeborene (Geburt vor der vollendeten 37. Schwangerschaftswoche) sind 4 Impfstoffdosen im chronologischen Alter von 2, 3, 4 und 11 Monaten empfohlen.

Zwischen der letzten und vorletzten Dosis des jeweiligen Impfschemas zur Grundimmunisierung sollte ein Abstand von 6 Monaten nicht unterschritten werden.

Auffrischimpfungen sind mit 5–6 Jahren und 9–16 Jahren empfohlen. Ab dem Alter von ≥ 5–6 Jahren werden sowohl zur Auffrischimpfung als auch für eine ggf. nachzuholende Grundimmunisierung Impfstoffe mit reduziertem Pertussis-Antigengehalt (ap statt aP) verwendet (zu verfügbaren Impfstoffen s. a. Tab. 11, S. 136 f.).

Standardimpfung für Erwachsene: Für alle Erwachsenen ist empfohlen, die nächste fällige Td-Impfung einmalig als Tdap-Kombinationsimpfung zu verabreichen (s. dazu Epid Bull 15/2019, S. 125–127), bei entsprechender Indikation als Tdap-IPV-Kombinationsimpfung. Da ein monovalenter Pertussis-Impfstoff nicht mehr zur Verfügung steht, muss einer der genannten Kombinationsimpfstoffe verwendet werden. Bei bestehender Indikation zur Pertussis-Impfung kann auch kurz nach einer erfolgten Td-Impfung eine Impfung mit Tdap-Impfstoff durchgeführt werden. Für einen der TdapImpfstoffe konnte in einer Placebokontrollierten Studie gezeigt werden, dass dieser bereits 1 Monat nach der letzten Td-Impfung verabreicht werden kann, ohne dass es zu vermehrten Nebenwirkungen kommt (s. Epid Bull 33/2009,[31] S. 340–341).

Indikationsimpfung für Schwangere: Eine Impfung mit einem Tdap-Kombinationsimpfstoff ist zu Beginn des 3. Trimenons empfohlen. Bei erhöhter Wahrscheinlichkeit für eine Frühgeburt sollte die Impfung ins 2. Trimenon vorgezogen werden. Die Impfung soll unabhängig vom Abstand zu vorher verabreichten Pertussis-Impfungen und in jeder Schwangerschaft erfolgen. Das Ziel der Pertussis-Impfung in der Schwangerschaft ist die Reduzierung von Erkrankungen bei Neugeborenen und jungen Säuglingen (s. Epid Bull 13/2020).[30]

Vorgehen bei Pertussis-Häufungen: Im Zusammenhang mit Pertussis-Häufungen kann auch bei vollständig geimpften Kindern und Jugendlichen mit engem Kontakt zu Erkrankten im Haushalt oder in Gemeinschaftseinrichtungen eine Impfung erwogen werden, wenn die letzte Impfung länger als 5 Jahre zurückliegt. Speziell vor Geburt eines Kindes sollte überprüft werden, ob ein adäquater Immunschutz (Impfung innerhalb der vergangenen 10 Jahre) gegen Pertussis für enge Haushaltskontaktpersonen und Betreuende des Neugeborenen (s. Tab. 2, S. 30 ff.) besteht.

Pneumokokken

Säuglingsimpfung: Für die Grundimmunisierung von reifgeborenen Säuglingen bis zum Alter von < 12 Monaten werden ab dem Alter von ≥ 2 Monaten 2 Impfstoffdosen Pneumokokken-Konjugatimpfstoff im Abstand von 8 Wochen verabreicht. Frühgeborene (Geburt vor der vollendeten 37. Schwangerschaftswoche) erhalten ab dem chronologischen Alter von ≥ 2 Monaten 3 Impfstoffdosen im Abstand von jeweils 4 Wochen. Die Grundimmunisierung wird mit einer weiteren Dosis im Alter von 11 Monaten und mit einem Mindestabstand von 6 Monaten zur vorausgegangenen Impfung abgeschlossen. Die abweichende Empfehlung für Frühgeborene ist dadurch begründet, dass in der Zulassung der Pneumokokken-Konjugatimpfstoffe die Anwendung des 2+1-Impfschemas bisher (Stand: August 2018) auf Reifgeborene beschränkt ist. Eine ausführliche Begründung der Impfempfehlung findet sich im Epid Bull 36/2015.[37] Bisher noch nicht gegen Pneumokokken geimpfte Säuglinge im Alter ≥ 12 Monaten (bis 24 Monate) erhalten als Nachholimpfung nur 2 Impfstoffdosen im Abstand von mindestens 8 Wochen.

Primäres Ziel der generellen Impfung aller Kinder bis zum Alter von 24 Monaten mit einem Pneumokokken-Konjugatimpfstoff ist es, die Morbidität invasiver Pneumokokken-Erkrankungen (IPD) und die daraus entstehenden Folgen wie Hospitalisierung, Behinderung und Tod zu reduzieren.

Standardimpfung für SeniorInnen: Für Personen ≥ 60 Jahre, die keiner der in Tab. 2 (S. 32 ff.) unter „I" oder „B" genannten Risikogruppen angehören, wird als Standardimpfung die einmalige Impfung mit dem 23-valenten Polysaccharid-Impfstoff (PPSV23) (Pneumovax 23) empfohlen (Kategorie „S").

Indikationsimpfung: Für Personen mit bestimmten Risikofaktoren für schwere Pneumokokken-Erkrankungen (Kategorien „I" und „B") wird die Impfung gegen Pneumokokken unabhängig vom Alter empfohlen. Für Personen mit Immundefizienz (Gruppe 1) sowie für Personen mit anatomischen und Fremdkörper-assoziierten Risikofaktoren (z. B. Cochlea-Implantat) und damit einem erhöhten Risiko für eine Pneumokokken-

Meningitis (Gruppe 3) wird die sequenzielle Impfung mit dem 13-valenten Konjugatimpfstoff PCV$_{13}$ (Prevenar $_{13}$), gefolgt von PPSV$_{23}$ (Pneumovax $_{23}$) in einem Abstand von 6–12 Monaten, empfohlen. PPSV$_{23}$ ist ab dem Alter $\geq$ 2 Jahre zugelassen (s. Tab. 3 auf Seite 59). Davor kann nur PCV$_{13}$ geimpft werden. Für Personen mit chronischen Krankheiten, die nicht mit einer Immunsuppression einhergehen (Gruppe 2) oder mit arbeitsbedingter Indikation wird die alleinige Impfung mit PPSV$_{23}$ empfohlen. Ausnahme: In der Altersgruppe 2–15 Jahre soll auch in Gruppe 2 eine sequenzielle Impfung erfolgen.

Wiederholungsimpfungen: Aufgrund der begrenzten Dauer des Impfschutzes hält die STIKO Wiederholungsimpfungen mit PPSV23 in einem Mindestabstand von 6 Jahren aus medizinisch-epidemiologischer Sicht für alle in Tab. 2 (S. 32 ff.) genannten Gruppen grundsätzlich für sinnvoll. Laut Fachinformation von PPSV23 sollten jedoch „gesunde Erwachsene nicht routinemäßig erneut geimpft werden". Hingegen können Wiederholungsimpfungen „bei Personen mit erhöhtem Risiko für schwere Pneumokokken-Erkrankungen in Erwägung gezogen werden". Auf Personen der Kategorien „I" und „B" trifft dies regelmäßig zu. Bei SeniorInnen, die keiner dieser beiden Kategorien angehören, ist die Indikation individuell zu prüfen. Die PatientInnen sind auf die stärkere Reaktogenität der Wiederholungsimpfung im Vergleich zur Erstimpfung, aber auch auf den möglichen Verlust des Impfschutzes nach unterbleibender Wiederholungsimpfung hinzuweisen.

Ausführliche wissenschaftliche Begründungen zu diesen Empfehlungen finden sich im Epid Bull 36/2016 und 37/2016.[35,36]

Poliomyelitis

Typ 2 und 3 des Wildpoliovirus sind weltweit ausgerottet. Es besteht weiterhin das Risiko der Infektion durch das Wildpoliovirus Typ 1 sowie durch mutierte zirkulierende Impfviren (*circulating vaccine-derived polioviruses* – cVDPV) aller 3 Typen bei Reisen in Regionen mit Infektionsrisiko. Der Polio-Lebendimpfstoff, die orale Polio-Vakzine (OPV), wird wegen des – wenn auch sehr geringen – Risikos einer Vakzine-assoziierten

Tabelle 3: Umsetzung der sequenziellen Pneumokokken-Indikationsimpfung ab dem Alter von ≥ 2 Jahren unter Berücksichtigung des aktuellen Impfstatus

Impfstatus	Empfohlenes Impfschema für die sequenzielle Impfung		$PPSV_{23}$-Wiederholungsimpfung im Abstand von mindestens 6 Jahren zur letzten $PPSV_{23}$-Impfung
	1. Impfung	2. Impfung	
Keine Impfung	PCV_{13}	$PPSV_{23}$ im Abstand von 6-12 Monaten*	Ja
PCV_{13}	$PPSV_{23}$ im Abstand von 6-12 Monaten	entfällt	Ja
PCV_7 od. PCV_{10}	PCV_{13}	$PPSV_{23}$ im Abstand von 6-12 Monaten	Ja
$PPSV_{23}$ vor < 6 Jahren	PCV_{13} im Abstand von 12 Monaten	$PPSV_{23}$ im Abstand von 6 Jahren zur vorangegangenen $PPSV_{23}$-Impfung	Ja
$PPSV_{23}$ vor ≥ 6 Jahren	PCV_{13}	$PPSV_{23}$ im Abstand von 6-12 Monaten*	Ja
PCV_{13} + $PPSV_{23}$	entfällt	entfällt	Ja

* $PPSV_{23}$ (23-valenter Polysaccharid-Impfstoff) kann frühestens 2 Monate nach der PVC_{13}-Impfung (13-valenter Konjugatimpfstoff) gegeben werden (z. B. bei Impfung vor geplanter immunsuppressiver Therapie); ein längerer Abstand von 6–12 Monaten ist immunologisch günstiger.

paralytischen Poliomyelitis (VAPP) seit 1998 nicht mehr empfohlen. Zum Schutz vor Poliomyelitis sollte ein zu injizierender Impfstoff, inaktivierte Polio-Vakzine (IPV), eingesetzt werden (ggf. als Kombinationsimpfstoff).

Für die Grundimmunisierung gegen Poliomyelitis sind drei Impfstoffdosen im Alter von 2, 4 und 11 Monaten empfohlen. (s. Epid Bull 26/2020).[2] Zwischen der letzten und vorletzten Dosis des jeweiligen Impfschemas zur Grundimmunisierung sollte ein Abstand von 6 Monaten nicht unterschritten werden. Es ist sinnvoll, diese Impfungen mit einem Kombinationsimpfstoff durchzuführen, der gleichzeitig gegen Tetanus, Diphtherie, Keuchhusten, Kinderlähmung, *Haemophilus influenzae* Typ b und Hepatitis B schützt. Im Alter von 9–16 Jahren wird eine Auffrischimpfung mit einem Impfstoff, der IPV enthält, empfohlen. Eine mit OPV begonnene Grundimmunisierung wird mit IPV komplettiert (s. a. Tab. 2, S. 36).

Röteln

Ein monovalenter Röteln-Impfstoff ist in Deutschland nicht mehr erhältlich. Für die Grundimmunisierung gegen Röteln werden 2 Impfstoffdosen eines Kombinationsimpfstoffs (MMR-Impfstoff) im Alter von 11 und 15 Monaten verabreicht. Hierbei ist ein Mindestabstand von 4 Wochen zwischen den beiden Impfstoffdosen einzuhalten.
Eine bereits bestehende Immunität gegen einen oder zwei der enthaltenen Erreger des Kombinationsimpfstoffs stellt keine Kontraindikation für die Impfung dar. Ziele der Impfempfehlung sind in erster Linie die Verhinderung von Röteln-Embryopathien sowie die Elimination der Röteln in Deutschland.

Müttern, die in der Schwangerschaft seronegativ für Röteln getestet wurden, sollten postpartal zwei MMR-Impfstoffdosen im Mindestabstand von 4 Wochen erhalten. Für die erste Impfstoffdosis bietet sich die Mutterschaftsnachsorgeuntersuchung am Ende des Wochenbetts an.

Zusätzlich sind zwei MMR-Impfstoffdosen für nach 1970 geborene Personen in besonderen beruflichen Tätigkeitsberichen indiziert. Hierzu zählt das Personal in medizinischen Einrichtungen, Einrichtungen der Pflege, Gemeinschaftseinrichtungen, Einrichtungen zur gemeinschaftlichen Unterbringung von AsylbewerberInnen, Ausreisepflichtigen, Flüchtlingen und Spätaussiedlern, sowie in Fach-, Berufs- und Hochschulen (s. Epid Bull 2/2020).[23]

Rotaviren (RV)

Bei der Impfung gegen RV handelt es sich um eine Schluckimpfung mit einem oralen Lebendimpfstoff. Je nach verwendetem Impfstoff werden ab dem Alter von ≥ 6 Wochen 2 (Rotarix) bzw. 3 Impfstoffdosen (RotaTeq) in einem Mindestabstand von 4 Wochen verabreicht. Es besteht ein geringfügig erhöhtes Risiko für Darminvaginationen (ca. 1–2 Fälle pro 100.000 geimpfte Kinder) innerhalb der 1. Woche nach der 1. RV-Impfung, das mit dem Alter des zu impfenden Säuglings zunimmt. Daher empfiehlt die STIKO dringend, die Impfserie frühzeitig – spätestens bis zum Alter von ≤ 12 Wochen – zu beginnen und vorzugsweise bis zum Alter von ≤ 16 Wochen (Rotarix) bzw. von 20–22 Wochen (Rota-Teq) abzuschließen. Die Impfserie muss für Rotarix auf jeden Fall bis zum Alter von ≤ 24 Wochen und für RotaTeq bis zum Alter von ≤ 32 Wochen abgeschlossen sein.

Eine ausführliche Begründung der Impfempfehlung findet sich im Epid Bull 35/2013.[44] Zur gleichzeitigen Gabe mit anderen Impfstoffen verweist die STIKO auf die jeweiligen Fachinformationen.

Auch für Frühgeborene und andere Reifgeborene, aber stationär versorgte Säuglinge ist die RV-Impfung entsprechend ihres chronologischen Alters ab 6 Wochen nach der Geburt empfohlen. Der Nutzen für hospitalisierte Säuglinge, durch die RV-Impfung vor einer nosokomialen RV-Infektion geschützt zu werden, überwiegt deutlich das äußerst geringe Erkrankungsrisiko anderer hospitalisierter PatientInnen durch die denkbare Übertragung von RV-Impfviren. Das Übertragungsrisiko von Impfviren ist zudem bei konsequenter Anwendung der auf neonatologischen Stationen üblichen Standardhygienemaßnahmen als gering zu bewerten. Zur RV-Impfung von Früh- und Neugeborenen im stationären Umfeld hat die STIKO gemeinsam mit der Deutschen Akademie für Kinder- und Jugendmedizin e. V. und der Gesellschaft für Neonatologie und Pädiatrische Intensivmedizin e. V. eine Stellungnahme im Epid Bull 1/2015 publiziert.

Tetanus

Für die Grundimmunisierung von Reifgeborenen sind im Säuglingsalter drei Impfstoffdosen im Alter von 2, 4 und 11 Monaten empfohlen (s. Epid Bull 26/2020).[2] Es ist sinnvoll diese Impfungen mit einem Kombinationsimpfstoff durchzuführen, der gleichzeitig gegen Tetanus, Diphtherie, Keuchhusten, Kinderlähmung, *Haemophilus influenzae* Typ b und Hepatitis B schützt. Für Frühgeborene (Geburt vor der vollendeten 37. Schwangerschaftswoche) sind 4 Impfstoffdosen im chronologischen Alter von 2, 3, 4 und 11 Monaten empfohlen.

Zwischen der letzten und vorletzten Dosis des jeweiligen Impfschemas sollte ein Abstand von 6 Monaten nicht unterschritten werden. Auffrischimpfungen sind in Alter von 5–6 Jahren und im Alter von 9–16 Jahren empfohlen. Alle weiteren Auffrischimpfungen sollten in 10-jährigem Abstand zur vorangegangenen Impfung erfolgen. Jede Auffrischimpfung mit Td (auch im Verletzungsfall) sollte Anlass sein, die Indikation für eine Pertussis-Impfung zu überprüfen und gegebenenfalls einen Kombinationsimpfstoff (Tdap) einzusetzen, bei entsprechender Indikation Tdap-IPV.

Tollwut

Deutschland gilt nach den Kriterien der WHO seit 2008 als frei von terrestrischer Tollwut. Lediglich durch den illegalen Import von Haustieren (z. B. Hunden und Katzen) aus nicht tollwutfreien Regionen besteht weiterhin ein Risiko für terrestrische Tollwut. Deutschland zählt in Europa zu den Ländern mit den häufigsten Fledermaus-Tollwutfällen, die durch Fledermaus-Lyssaviren verursacht werden. Diese können auch auf den Menschen übertragen werden. Die präexpositionelle Grundimmunisierung erfolgt mit Tollwut-Impfstoff (HDC) oder Rabipur durch eine dreimalige i.m. Impfung nach dem Schema 0, 7, 21 oder 28 Tage. Bei fortgesetzter Exposition sind Auffrischimpfungen für HDC 1 Jahr nach der Grundimmunisierung und dann alle 5 Jahre empfohlen und für Rabipur alle 2–5 Jahre. Zur postexpositionellen Prophylaxe s. Kapitel 5.5 (S. 114).

Typhus abdominalis

Für die Impfung stehen in Deutschland ein Lebendimpfstoff und drei Totimpfstoffe zur Verfügung. Die Schluckimpfung mit dem Lebendimpfstoff (Typhoral L Kapseln) besteht aus 3 Impfstoffdosen an den Tagen 0, 2 und 4. Die Impfserie sollte mindestens 10 Tage vor der Reise in ein Endemiegebiet abgeschlossen sein. Die parenteralen Totimpfstoffe (Typhim Vi, Typherix) werden einmalig i.m. spätestens 2 Wochen vor Einreise in das Endemiegebiet gegeben. Bei einer zusätzlichen Indikation für Hepatitis A kann der kombinierte Typhus-Hepatitis-A-Totimpfstoff (Viatim) verwendet werden.

Varizellen

Für die Grundimmunisierung im Säuglings- bzw. Kleinkindalter werden 2 Impfstoffdosen im Alter von 11 und 15 Monaten verabreicht. Der Mindestabstand von 4 Wochen sollte eingehalten werden. Die 1. Dosis der Impfung gegen Varizellen (V) wird in der Regel entweder simultan mit der 1. MMR-Impfung verabreicht oder frühestens 4 Wochen nach dieser. Diese Abstände sind einzuhalten, da es sich um Lebendimpfstoffe handelt. Für die 1. Impfung gegen Varizellen und Masern, Mumps, Röteln bei Kindern < 5 Jahren sollte die simultane Gabe von Varizellen-Impfstoff und MMR-Impfstoff an verschiedenen Körperstellen bevorzugt werden. Grund für diese Empfehlung ist das leicht erhöhte Risiko von Fieberkrämpfen 5–12 Tage nach der Gabe des kombinierten MMRV-Impfstoffs im Vergleich zur simultanen Impfung mit Varizellen- und MMR-Impfstoff. Dies wurde nur bei der Erstimpfung beobachtet. Die 2. Impfung gegen Varizellen sollte im Alter von 15 Monaten verabreicht werden und kann mit einem MMRV-Kombinationsimpfstoff erfolgen (s. a. Mitteilung der STIKO zur „Kombinationsimpfung gegen Masern, Mumps, Röteln und Varizellen (MMRV)" im Epid Bull 38/2011).

Bei allen ungeimpften Kindern und Jugendlichen ohne Varizellen-Anamnese sollte die Varizellen-Impfung mit 2 Impfstoffdosen nachgeholt werden. Der Mindestabstand zwischen den Varizellen- bzw.

MMRV-Impfungen beträgt 4–6 Wochen (je nach Hersteller, Fachinformation beachten). Kinder und Jugendliche, die bisher nur eine Varizellen-Impfung erhalten haben, sollen eine 2. Impfung bekommen.

Die wissenschaftliche Begründung der Varizellen-Impfempfehlung wurde im Epid Bull 32/2009,[47] eine Evaluation dieser Impfempfehlung im Epid Bull 1/2013 veröffentlicht.

Beruflich indiziert ist die zweimalige Varizellen-Impfung von seronegativen Personen, die in medizinischen Einrichtungen, in Einrichtungen der Pflege, in Gemeinschaftseinrichtungen oder in Einrichtungen zur gemeinschaftlichen Unterbringung von AsylbewerberInnen, Ausreisepflichtigen, Flüchtlingen und Spätaussiedlern, tätig sind oder tätigkeitsbedingt Kontakt zu potenziell infektiösem Material haben (s. Epid Bull 2/2020).[23]

4. Hinweise zur Durchführung von Schutzimpfungen

4.1 Aufklärungspflicht vor Schutzimpfungen

Allgemeines

Die Aufklärung des Patienten (§ 630e BGB) ist ein wichtiger Teil der ärztlichen Impfleistung.

Vor Durchführung einer Schutzimpfung ist es ärztliche Pflicht, die zu impfende Person bzw. den zur Einwilligung Berechtigten (§ 630d Abs. 1 S. 2 BGB, d. h. Sorgeberechtigte, Vorsorgebevollmächtigte oder Betreuer als gesetzlicher Vertreter) über die zu verhütende Krankheit und die Impfung aufzuklären, damit eine wirksame Einwilligungserklärung abgegeben werden kann. Zusätzlich sollen die Patientinnen und Patienten über die Folgen einer unterlassenen Impfung informiert werden, und zwar unabhängig von der persönlichen ärztlichen Auffassung und möglichen Bedenken oder Vorbehalten.

Umfang der Aufklärung

Die Aufklärung sollte in der Regel Informationen über folgende Punkte umfassen:

» die zu verhütende Krankheit und deren Behandlungsmöglichkeiten
» den Nutzen der Impfung

» die Kontraindikationen der Impfung
» die Durchführung der Impfung
» den Beginn und die Dauer des Impfschutzes
» das Verhalten nach der Impfung
» mögliche unerwünschte Arzneimittelwirkungen und Impfkomplikationen
» die Notwendigkeit und die Termine von Folge- und Auffrischimpfungen

Der genaue Umfang der erforderlichen Aufklärung hängt jedoch immer von den konkreten Umständen des Einzelfalls ab. Es gilt das Prinzip der patientenbezogenen Information, d. h. es ist jeweils der Verständnishorizont der konkreten Person bzw. der Einwilligungsberechtigten zugrunde zu legen. Entscheidende Kriterien können z. B. Alter, Bildungsgrad, Vorerfahrungen und medizinische Kenntnisse sein. Es ist daher immer ein individueller Maßstab anzulegen, der PatientInnen bzw. Einwilligungsberechtigten gerecht wird. Im Hinblick auf die Impfung ist ein allgemeines Bild von der Schwere und Richtung des konkreten Risikospektrums zu vermitteln.

Nach § 630e Abs. 3 BGB bedarf es der Aufklärung des Patienten nicht, soweit diese ausnahmsweise aufgrund besonderer Umstände entbehrlich ist, insbesondere wenn die Maßnahme unaufschiebbar ist oder der Patient auf die Aufklärung ausdrücklich verzichtet hat. Das Vorliegen eines solchen Ausnahmefalls sollte aus Beweisgründen durch den Arzt sehr genau dokumentiert werden.

Form und Zeitpunkt der Aufklärung

Die Aufklärung muss gemäß § 630e Abs. 2 S. 1 Nr. 1 BGB mündlich durch die behandelnde Person oder durch eine Person erfolgen, die über die zur Durchführung der Maßnahme notwendige Ausbildung verfügt; ergänzend kann auch auf Unterlagen Bezug genommen werden, die PatientInnen in Textform erhalten.

Es ist darauf zu achten, dass die Aufklärung rechtzeitig und für die zu impfende Person bzw. den zur Einwilligung Berechtigten (§ 630d Abs. 1

S. 2 BGB, d. h. Sorgeberechtigte, Vorsorgebevollmächtigte oder Betreuende als gesetzlicher VertreterInnen) verständlich durchgeführt wird. Es ist – insbesondere bei Sprachbarrieren – darauf zu achten, dass die ärztlichen Ausführungen auch verstanden werden; es sollte im Zweifel geklärt werden, ob die Hinzuziehung z. B. einer DolmetscherIn – ggf. auf Kosten der zu impfenden Person – gewünscht wird.

Aufklärungsmerkblätter

Aufklärungsmerkblätter für Impfungen durch niedergelassene ÄrztInnen stehen unentgeltlich über die Homepage des „Forum impfende Ärzte" zur Verfügung (www.forum-impfen.de, nach Anmeldung mit Passwort). Teilweise werden Aufklärungsmerkblätter durch verschiedene Anbieter (z. B. durch das Deutsche Grüne Kreuz oder durch Thieme Compliance) kostenpflichtig vertrieben.

Zur Unterstützung der Beratung von Personen, die nicht Deutsch sprechen, stellt das RKI übersetzte Impfaufklärungsbögen mit Einverständniserklärung sowie Impfkalender in verschiedenen Sprachen als Downloads kostenfrei bereit (www.rki.de/ impfen > Informationsmaterialien). Zusätzlich stellt die Bundeszentrale für gesundheitliche Aufklärung (BZgA) zahlreiches Informationsmaterial zum Impfen und zu impfpräventablen Krankheiten für Laien über ihre Homepage www.impfen-info.de zur Verfügung.

Die Aufklärungsmerkblätter enthalten auch einen auf die jeweilige Impfung abgestimmten Fragebogen zum Gesundheitszustand der zu impfenden Person und zu vorausgegangenen Schutzimpfungen. Nachfolgend müssen zu impfende Personen bzw. Eltern oder Sorgeberechtigte Gelegenheit haben, Fragen und Unklarheiten in einem Gespräch beantwortet zu bekommen. Die meisten Aufklärungsmerkblätter enthalten eine vorformulierte Einwilligungserklärung, die von der zu impfenden Person oder den Eltern bzw. den Sorgeberechtigten unterschrieben werden kann.

Form der Einwilligung und Dokumentation

Eine schriftliche Einwilligung ist nicht gesetzlich vorgeschrieben, sie kann jedoch in Einzelfällen sinnvoll sein.

Aufklärungen und Einwilligungen – egal in welcher Form sie erfolgt bzw. erklärt worden sind – sind verpflichtend in der PatientInnenakte zu dokumentieren (§ 630f Abs. 2 S. 1 BGB). Wird der Aufklärung ein entsprechendes Aufklärungsmerkblatt zugrunde gelegt, sollte in der Dokumentation darauf verwiesen werden. Zudem ist es sinnvoll, die Ablehnung einer Impfung durch die vorstellige Person bzw. die Eltern oder Sorgeberechtigten nach durchgeführter Aufklärung in der PatientInnenakte zu dokumentieren. Von Unterlagen, die PatientInnen bzw. die zur Einwilligung Berechtigte im Zusammenhang mit der Aufklärung oder Einwilligung unterzeichnet haben, sind Abschriften (Kopien) auszuhändigen (§ 630e Abs. 2 S. 2 BGB).

Minderjährige PatientInnen

Bei Minderjährigen ist regelmäßig die Einwilligung der Eltern bzw. Sorgeberechtigten einzuholen. In Fällen von widersprüchlichen Einstellungen der gemeinsam Sorgeberechtigten ist bei gerichtlichen Auseinandersetzungen in der Regel davon auszugehen, dass dem/der Sorgeberechtigten die Entscheidungsbefugnis übertragen wird, der/die die Impfung befürwortet (s. hierzu auch OLG Frankfurt a.M., Beschluss v. 17.08.2021, Az. 6 UF 120/21). Jugendliche können selbst einwilligen, wenn sie die erforderliche Einsichts- und Entscheidungsfähigkeit besitzen; das ist in der Regel nach der praktischen ärztlichen Erfahrung mit ca. 16 Jahren der Fall. Allerdings ist es stets ärztliche Aufgabe, im Einzelfall festzustellen, ob der/die Jugendliche „nach seiner geistigen und sittlichen Reife die Bedeutung und Tragweite des Eingriffs und seiner Gestattung zu ermessen vermag" (BGHZ 29, 33–37). Gemäß § 630e Abs. 5 S. 1 BGB sind auch einwilligungsunfähige PatientInnen entsprechend ihrer Verständnisfähigkeit aufzuklären, soweit sie aufgrund ihres Entwicklungsstandes und ihrer Verständnismöglichkeit in der Lage sind, die Erläuterungen aufzunehmen und dies ihrem Wohl nicht zuwiderläuft.

Öffentliche Impftermine

Für öffentliche Impftermine (z. B. bei Schulimpfprogrammen) wird im Vorfeld der mündlichen Aufklärung die Aushändigung einer schriftlichen Information empfohlen. Das entbindet ÄrztInnen allerdings nicht von ihrer gesetzlichen Verpflichtung, die zu impfende Person bzw. die Eltern oder Sorgeberechtigten zusätzlich auch mündlich aufzuklären, um ihnen die Möglichkeit für Rückfragen zu geben. Ggf. empfiehlt es sich in diesen Fällen, die Einwilligungserklärung schriftlich einzuholen.

4.2 *Off-label-use*

Unter *Off-label-use* versteht man die Verordnung eines zugelassenen Arzneimittels außerhalb des in der Zulassung beantragten und von den nationalen oder europäischen Zulassungsbehörden genehmigten Gebrauchs, beispielsweise hinsichtlich der Anwendungsgebiete (Indikationen), des Anwendungsalters, der Dosierung oder der Behandlungsdauer. Bei *Off-label-use* bezieht sich die ärztliche Haftung sowohl auf die medizinische Richtigkeit der Behandlung als auch auf eventuelle unerwünschte Arzneimittelwirkungen (UAW). Die ärztlichen Fachgesellschaften empfehlen, *Off-label*-Verordnungen nur auf Basis von gültigen Leitlinien bzw. Empfehlungen oder von anerkannter wissenschaftlicher Literatur durchzuführen. Unabdingbar ist im Rahmen eines *Off-label*-Gebrauchs die vorherige umfassende Aufklärung und Beratung von PatientInnen bzw. Sorgeberechtigten über Nutzen und Risiken der jeweiligen Impfung und darüber, dass der Impfstoff im *Off-label-use* angewendet wird. Die ärztliche Behandlung und die ärztliche Aufklärung müssen in der PatientInnenakte umfassend und mit expliziter Erläuterung, dass es sich um einen *Off-Label-Use handelt*, dokumentiert werden.

4.3 Dokumentation der Impfung

Allgemeines

Nach § 22 Abs. 1 Infektionsschutzgesetz (IfSG) hat die zur Durchführung von Schutzimpfungen berechtigte Person jede Schutzimpfung unverzüglich in einem Impfausweis oder, falls der Impfausweis nicht vorgelegt wird, in einer Impfbescheinigung zu dokumentieren.

Der Impfausweis bzw. die Impfbescheinigung müssen den Vorgaben des § 22 Infektionsschutzgesetz (IfSG) entsprechen und die dort genannten Angaben enthalten, insbesondere das Datum der Schutzimpfung, die Bezeichnung und Chargenbezeichnung des Impfstoffes, der Name der Krankheit, gegen die geimpft wurde, den Namen und Geburtsnamen der geimpften Person, sowie Name und Anschrift der für die Durchführung der Schutzimpfung verantwortlichen Person. Als Impfausweis kann beispielsweise die „Internationale Bescheinigungen über Impfungen und Impfbuch" („Gelber Impfpass") der WHO benutzt werden; entscheidend ist, dass die Vorgaben des § 22 IfSG eingehalten werden.

Fehlende Impfdokumentation

Häufig fehlen Impfdokumente, sind nicht auffindbar oder lückenhaft. Dies ist regelmäßig kein Grund, notwendige Impfungen zu verschieben, fehlende Impfungen nicht nachzuholen oder eine Grundimmunisierung bzw. Erstimmunisierung nicht zu beginnen. Von zusätzlichen Impfungen bei bereits bestehendem Impfschutz geht in der Regel kein besonderes Risiko aus. Dies gilt auch für Mehrfachimpfungen mit Lebendimpfstoffen. Serologische Kontrollen zur Überprüfung des Impfschutzes sind nur in Ausnahmefällen angezeigt (z. B. Anti-HBs bei Risikopersonen).

4.4 Impfmanagement in der Arztpraxis

Ein gut etabliertes Impfmanagement in Arztpraxen und anderen medizinischen Einrichtungen leistet einen wichtigen Beitrag, die Inanspruchnahme von Impfungen zu fördern und Impfziele zu erreichen. Durch das Managementsystem werden die Arbeitsabläufe koordiniert und die Zuständigkeiten festgelegt.

PatientInnenkontakte und Einladungssysteme

Jeder Arztbesuch sollte dafür genutzt werden, den Impfstatus von PatientInnen zu überprüfen und ggf. zu vervollständigen. Anlässe zur routinemäßigen Überprüfung des Impfstatus umfassen Vorsorgeuntersuchungen (z. B. U-Untersuchungen im Kindesalter, die J1/J2-Untersuchung bei Jugendlichen, Gesundheits-Check-Ups und Vorsorgeuntersuchungen bei Erwachsenen sowie die Routineuntersuchungen von Müttern innerhalb der ersten 6–8 Wochen nach der Geburt), Erstkontakte mit neuen PatientInnen, besondere Ereignisse (z. B. Behandlung nach Unfällen oder Verletzungen, Kindergarteneintritt, Gesundheitsbescheinigungen für Praktika, Berufs- bzw. Stellenwechsel) oder saisonale Anlässe (Reiseimpfungen, FSME- oder Influenza-Impfungen). Ein Erinnerungs-(*Recall*-) System kann dabei helfen, PatientInnen rechtzeitig an fällige Impfungen zu erinnern und die Teilnahmerate zu erhöhen. Die Erinnerung der zu Impfenden kann schriftlich, telefonisch oder per E-Mail erfolgen, als allgemeine Erinnerung z. B. durch die Krankenversicherung, den ÖGD oder als Einladung der behandelnden ÄrztInnen. Im letztgenannten Fall müssen PatientInnen mittels Unterschrift dazu im Vorfeld ihr Einverständnis geben. Muster für die Einverständniserklärung zum *Recall* stellen z. B. die Kassenärztlichen Vereinigungen zur Verfügung.

Organisatorische Aufgaben und Logistik

Für ein effizientes und erfolgreiches Impfmanagement in der Praxis kann es sehr hilfreich sein, gezielt einzelne MitarbeiterInnen und Stellvertretende mit der Organisation zu beauftragen. Zu den Routineaufgaben dieser Personen kann die Bestandskontrolle und Bestellung der Impfstoffe, die Schulung der übrigen MitarbeiterInnen sowie das praktische Impfmanagement gehören. Viele Praxisverwaltungssysteme bieten nützliche Hilfen zur Verwaltung des Impfstoffdepots an.

Aufgaben des Praxispersonals

Das Praxispersonal kann durch gezielte Maßnahmen das Impfmanagement in der Praxis unterstützen. Bei der Terminvergabe kann daran erinnert werden, Impfpässe zur Prüfung mitzubringen, oder Terminzettel können mit Hinweisen zur Vorlage des Impfausweise beim nächsten Arzttermin ergänzt werden. Geschultes Personal kann den aktuellen

Impfstatus anhand der Impfausweiseinträge erfassen, Impflücken identifizieren und bei Bedarf einen Impfplan erstellen. Im Gespräch mit zu impfenden Personen kann das Praxispersonal bereits über ausstehende Impfungen informieren, Informationsmaterial zur entsprechenden Impfung aushändigen und zur Impfung motivieren. Die medizinischen Fachangestellten können die ÄrztInnnen bei Vorlage der PatientInnenunterlagen auf mögliche Impflücken hinweisen. Sind Impfungen im Rahmen des Praxisbesuches geplant, können Impfausweis bzw. Impfbescheinigung und Impfstoff durch das Praxispersonal vorbereitet werden. Qualifizierte medizinische Fachangestellte können nach ärztlicher Indikationsstellung die Injektion des Impfstoffs übernehmen, die Haftung bleibt jedoch bei den ÄrztInnen.

Lagerung der Impfstoffe

Impfstoffe sind empfindliche biologische Produkte und müssen vor allem vor Erwärmung und vor Licht geschützt werden. Alle Impfstoffe sollen in der Originalverpackung in einem separaten Kühlschrank bei +2° C bis +8° C gelagert werden. Die Impfstoffe sollten auf keinen Fall Kontakt zur Innenwand des Kühlschranks haben und nicht in der Kühlschranktür gelagert werden. Besonders geeignet sind Spezialkühlschränke, es können aber auch Haushaltskühlschränke ohne Eisfach genutzt werden. Der Kühlschrank sollte ausschließlich zum Kühlen von Impfstoffen und anderen Arzneistoffen verwendet werden. Die Lagertemperatur sollte regelmäßig – am besten morgens und abends, aber mindestens einmal täglich – überprüft werden. Zur Erfassung eignen sich ein Thermometer, das die Minimal- und Maximaltemperatur anzeigt, oder ein Thermometer-Datenlogger, der die Temperatur fortlaufend misst. Das Thermometer sollte in der Mitte des Kühlschranks platziert werden. Die Ergebnisse der Kontrolle sollten dokumentiert werden. Impfstoffe, die versehentlich falsch gelagert oder eingefroren wurden, müssen verworfen werden. Durch das Einfrieren können Haarrisse in den Ampullen entstehen und der Impfstoff kann unsteril werden. Angefrorene oder tiefgefrorene Adsorbatimpfstoffe sind schlechter verträglich und können zu eitrigen Entzündungen oder Spritzenabszessen führen. Besonders empfindlich sind Lebendimpfstoffe (MMR, Varizellen, LAIV, Rotavirus, Gelbfieber), die vermehrungsfähige Viren enthalten. Bei diesen Impfstoffen muss eine lückenlose Kühlkette eingehalten werden.

Impfstoffvorbereitung und Injektion des Impfstoffs
Der Impfstoff sollte erst kurz vor der Anwendung aus dem Kühlschrank genommen werden. Impfstoffe dürfen nicht mit Desinfektionsmitteln in Kontakt kommen. Durchstechstopfen müssen trocken sein. Die Injektionskanüle sollte trocken sein, insbesondere sollte kein Impfstoff die Kanüle außen benetzen. Dies macht die Injektion schmerzhaft und kann zu Entzündungen im Bereich des Stichkanals führen. Nach Aufziehen des Impfstoffs in die Spritze und dem Entfernen evtl. vorhandener Luft sollte eine neue Kanüle für die Injektion aufgesetzt werden. Der aufgezogene Impfstoff soll in der Regel rasch verwendet werden. Unter Beachtung der vom Hersteller angegebenen (Mindest-)Einwirkzeit soll die Impfstelle desinfiziert werden. Bei der Injektion sollte die Haut wieder trocken sein.

Für i.m. zu injizierende Impfstoffe ist die bevorzugte Impfstelle der *M. deltoideus*. Solange dieser Muskel nicht ausreichend ausgebildet ist (z. B. bei Säuglingen und Kleinkindern), wird empfohlen, in den *M. vastus lateralis* (anterolateraler Oberschenkel) zu injizieren. Hier ist die Gefahr einer Verletzung von Nerven oder Gefäßen gering. Eine Aspiration ist an diesen Injektionsorten nicht erforderlich. Bei Injektion von Adsorbatimpfstoffen in das subkutane Fettgewebe kann es zu schmerzhaften Entzündungen und zur Bildung von Granulomen oder Zysten kommen. Darüber hinaus ist bei Injektion in das Fettgewebe der Impferfolg in Frage gestellt.

4.5 Impfabstände

Allgemeines

Die im Impfkalender, in den Tabellen 2 (S. 12 ff.) und 10 A–E (S. 134 ff.) sowie den entsprechenden Fachinformationen angegebenen Impfabstände sollten eingehalten werden.

Bei dringenden Indikationsimpfungen, wie beispielsweise der postexpositionellen Tollwutprophylaxe oder der postnatalen Immunprophylaxe der Hepatitis B des Neugeborenen, ist das empfohlene Impfschema strikt einzuhalten.

Für einen lang dauernden Impfschutz ist es von besonderer Bedeutung, dass bei der Grundimmunisierung der empfohlene Mindestabstand zwischen vorletzter und letzter Impfung (in der Regel 6 Monate) nicht unterschritten wird.

Andererseits gilt grundsätzlich, dass es keine unzulässig großen Abstände zwischen den Impfungen gibt. Jede Impfung zählt! Auch eine für viele Jahre unterbrochene Grundimmunisierung oder nicht zeitgerecht durchgeführte Auffrischimpfung, z. B. gegen Diphtherie, Tetanus, Poliomyelitis, Hepatitis B, FSME (s. dazu www.rki.de > Infektionsschutz > Impfen > Impfungen A–Z), **muss nicht neu begonnen werden,** sondern wird mit den fehlenden Impfstoffdosen komplettiert. Dies gilt auch im Säuglings- und Kleinkindalter. Im Interesse eines frühestmöglichen Impfschutzes sollten Überschreitungen der empfohlenen Impfabstände besonders beim jungen Kind vermieden werden.

Für Abstände zwischen unterschiedlichen Impfungen gilt: Lebendimpfstoffe (attenuierte, vermehrungsfähige Viren) können simultan verabreicht werden. Werden sie nicht simultan verabreicht, ist in der Regel ein Mindestabstand von 4 Wochen einzuhalten.

Bei Schutzimpfungen mit Totimpfstoffen (inaktivierte Krankheitserreger, deren Antigenbestandteile, Toxoide) ist die Einhaltung von Mindestabständen zu anderen Impfungen, auch zu solchen mit Lebendimpfstoffen, nicht erforderlich. Impfreaktionen vorausgegangener Impfungen sollten vor erneuter Impfung vollständig abgeklungen sein. Zu den zeitlichen Mindestabständen zwischen zwei Impfstoffdosen sowie zur Möglichkeit der Koadministration von Impfstoffdosen sind die Fachinformationen des jeweiligen Impfstoffs zu beachten.

Zeitabstand zwischen Impfungen und Operationen

Bei dringender Indikation kann ein operativer Eingriff jederzeit durchgeführt werden, auch wenn eine Impfung vorangegangen ist. Bei Wahleingriffen sollte nach Gabe von Totimpfstoffen ein Mindestabstand von 3 Tagen und nach Verabreichung von Lebendimpfstoffen ein Mindestabstand von 14 Tagen eingehalten werden.

Weder klinische Beobachtungen noch theoretische Erwägungen geben Anlass zu der Befürchtung, dass Impfungen und operative Eingriffe inkompatibel sind. Um aber mögliche Impfreaktionen von Komplikationen der Operation unterscheiden zu können, wird empfohlen, die genannten Mindestabstände einzuhalten.

Nach operativen Eingriffen sind keine bestimmten Zeitabstände einzuhalten; Impfungen können erfolgen, sobald der Allgemeinzustand stabil ist. Impfungen aus vitaler Indikation (z. B. Tetanus-, Tollwut-, Hepatitis-B-Impfung) können jederzeit gegeben werden. Nach Operationen, die mit einer immunsuppressiven Behandlung verbunden sind, z. B. Transplantationen, sind Impfungen in Zusammenarbeit mit den behandelnden ÄrztInnen zu planen.

4.6 Hinweise zur Schmerz- und Stressreduktion beim Impfen

Hintergrund

Es ist nicht ungewöhnlich, dass bei der Injektion von Impfstoffen Schmerzen und Stressreaktionen auftreten. Die Angst oder Sorge vor möglichen Schmerzen kann die Einstellung gegenüber dem Arztbesuch, dem Impfen und die Akzeptanz von Impfungen ein Leben lang negativ beeinträchtigen, sowohl bei Kindern als auch ihren Eltern.

Es gibt inzwischen mehrere evidenzbasierte Empfehlungen für schmerz- und stressreduziertes Impfen. Dort sind bestimmte Injektionstechniken, altersabhängige Ablenkungsmethoden und andere Verhaltensweisen aufgeführt, durch die Schmerzen bei der Impfung gemildert werden können. An dieser Stelle sollen diese Empfehlungen kurz zusammengefasst werden. Die STIKO möchte die Ärzteschaft ermuntern, diese Hinweise zum schmerzreduzierten Impfen im Praxisalltag zu berücksichtigen und so die Impfakzeptanz in der Bevölkerung zu fördern. Weiterführende Hinweise finden sich in den zitierten Veröffentlichungen (s. S. 138).[B-H]

Generelle Empfehlungen

» Gesundheitspersonal sollte beim Impfen eine ruhige Ausstrahlung haben, kooperativ und sachkundig sein. Wenn der zu impfenden Person das Impfprozedere beschrieben wird, ist es wichtig, auf einen neutralen Sprachgebrauch zu achten und Worte sorgfältig zu wählen, damit Angst nicht eventuell verstärkt oder Misstrauen gefördert wird. Unbedingt vermeiden sollte man fälschlich beruhigende oder unehrliche Phrasen wie „Das tut überhaupt nicht weh!".

Schmerzreduzierende Lokalanästhetika

» In Einzelfällen können Lokalanästhetika-haltige Schmerzpflaster oder Cremes unter einem Okklusionsverband bei Kindern ab Geburt (Fachinformationen beachten) benutzt werden, um die Schmerzen bei der Injektion zu reduzieren. Im Alter von < 12 Monaten sollten die Pflaster oder Cremes nicht gleichzeitig mit Arzneimitteln (z. B. Sulfonamide) angewendet werden, die die Bildung von Methämoglobin fördern. Auch bei Jugendlichen und Erwachsenen mit ausgeprägter Angst vor der Injektion kann ein Schmerzpflaster hilfreich sein. Die empfohlene Mindesteinwirkzeit von 30–60 min muss bei der Planung berücksichtigt werden.

» Zur Schmerzreduktion kann auch Eisspray verwendet werden. Die Aufsprühzeit beträgt 2–8 s. Im Anschluss kann nach Hautdesinfektion sofort geimpft werden.

Sonstige unterstützende Verfahren

» Bereits vor dem ersten Impftermin ihrer Kinder (≥ 2 Monate) sollten Eltern über die anstehenden Impfungen und damit verbundenen Schmerzen sowie Möglichkeiten der Schmerzreduktion aufgeklärt werden. Das heißt, bereits bei der U3 könnte mit einer entsprechenden Aufklärung begonnen werden, um den Einsatz schmerzreduzierender Strategien beim Impftermin zu fördern.

- Eltern von Kindern im Alter von < 10 Jahren sollten bei der Impfung ihrer Kinder anwesend sein.
- Kinder im Alter von ≥ 3 Jahren sowie Jugendliche und Erwachsene sollten direkt vor der Injektion darüber aufgeklärt werden, was beim Impfen passieren wird und wie sie mögliche Schmerzen oder Angst am besten bewältigen können, z. B. durch Drücken der Hand von Mutter oder Vater. Kinder im Alter von ≤ 6 Jahren sollten mittels geeigneter Ablenkungsmanöver (z. B. durch Aufblasen eines Ballons, Windrädchen, Seifenblasen, Spielzeuge, Videos, Gespräche oder Musik) direkt vor und nach der Injektion von den Schmerzen abgelenkt werden. Erwachsene können zur Ablenkung zu leichten Hustenstößen oder zum Luftanhalten aufgefordert werden.
- Im jungen Säuglingsalter wirkt auch das Nuckeln an einem Schnuller schmerzreduzierend.
- Säuglinge können, solange sie noch gestillt werden, während der Impfung angelegt werden. Wird der Säugling parallel gegen Rotaviren geimpft, sollte jedoch auf das Stillen vor und während der RV-Impfung verzichtet werden, da das Stillen zum Zeitpunkt der Impfung die Wirkung der RV-Schluckimpfung möglicherweise vermindern kann (s. FAQ zu Rotavirus-Impfung und Stillen Epid Bull 39/2013). Ersatzweise kann ein Schnuller benutzt werden.
- Kinder im Alter von < 2 Jahren, die nicht mehr gestillt werden, können ein bis zwei Minuten vor der Impfung 2 ml einer 25 %-igen Glukoselösung oder eine andere süße Flüssigkeit bekommen. Da Rotavirus-Impfstoffe Saccharose enthalten, sollte bei der Durchführung mehrerer Impfungen an einem Termin die RV-Impfung, sofern geplant, als erste verabreicht werden.

Empfehlungen zur Körperposition

» Kleinkinder im Alter von < 3 Jahren sollten während der Impfung am besten auf dem Arm oder auf dem Schoß gehalten und nach der Impfung leicht geschaukelt und liebkost werden.

» Kinder im Alter von ≥ 3 Jahren sowie Jugendliche und Erwachsene sollten bei der Impfung möglichst aufrecht sitzen. Kinder können auf dem Schoß der Eltern sitzen, weil die Eltern so das Stillhalten der Gliedmaßen unterstützen können.

» Personen, die beim Impfen oder anderen medizinischen Interventionen schon einmal ohnmächtig geworden sind, sollten im Liegen geimpft werden.

Empfehlungen zu Injektionstechniken

» Die Nadellänge sollte bei Säuglingen von < 2 Monaten 15 mm betragen, bei älteren Säuglingen und Kleinkindern 25 mm und bei Jugendlichen und Erwachsenen 25–50 mm.

» Die i. m. Injektion soll altersunabhängig ohne Aspiration erfolgen. Die Aspiration ist überflüssig, da an den Körperstellen, an denen die Injektion erfolgt, keine großen Blutgefäße existieren (*M. vastus lateralis* oder *M. deltoideus*).

» Werden mehrere Impfungen am selben Termin gegeben, soll die schmerzhafteste Impfung zuletzt injiziert werden. Besonders schmerzhaft können die Injektionen der Pneumokokken und der MMR-Impfung sein.

» Durch eine zügige Injektion können Schmerzen bei der i. m. Injektion reduziert werden.

Maßnahmen, die nicht zur Schmerzreduktion empfohlen sind

» Erwärmung des Impfstoffs

» Manuelle Stimulation der Injektionsstelle z. B. durch Reiben oder Kneifen

» Orale Analgetika-Gabe vor oder während der Impfung

4.7 Kontraindikationen und falsche Kontraindikationen

Kontraindikationen

Kinder, Jugendliche und Erwachsene mit akuten schweren Erkrankungen sollten erst nach Genesung geimpft werden (Ausnahme: postexpositionelle Impfung).

Unerwünschte Arzneimittelwirkungen im zeitlichen Zusammenhang mit einer Impfung müssen in Abhängigkeit von der Ausprägung keine absolute Kontraindikation gegen eine nochmalige Impfung mit dem gleichen Impfstoff sein. Kontraindikationen können Allergien gegen Bestandteile des Impfstoffs sein. In Betracht kommen vor allem Neomycin und Streptomycin sowie in seltenen Fällen Hühnereiweiß. Personen, die nach oraler Aufnahme von Hühnereiweiß mit anaphylaktischen Symptomen reagieren, sollten nicht mit Impfstoffen, die Hühnereiweiß enthalten (z. B. Gelbfieber-, Influenza-Impfstoff), geimpft werden.

Im Fall eines angeborenen oder erworbenen Immundefekts sollte vor der Impfung mit einem Lebendimpfstoff die den Immundefekt behandelnden ÄrztInnen konsultiert werden. **Die serologische Kontrolle des Impferfolgs ist in bestimmten Konstellationen bei PatientInnen mit Immundefizienz angezeigt. Erläuterungen dazu s. Papiere bei Immundefizienz.**

Nicht empfohlene oder nicht dringend indizierte Impfungen sollten während einer Schwangerschaft nicht durchgeführt werden. Für die Lebendimpfstoffe gegen Masern, Mumps, Röteln und Varizellen stellt eine Schwangerschaft eine Kontraindikation dar. Eine Impfung gegen Gelbfieber darf in der Schwangerschaft nur bei eindeutiger Indikation und nur nach sorgfältiger Risiko-Nutzen-Abwägung verabreicht werden. Die Impfung gegen Gelbfieber darf bei stillenden Frauen nicht erfolgen. Es sind weltweit vereinzelte Fälle beschrieben, in denen gestillte Säuglinge nach Impfung der Mutter gegen Gelbfieber an einer Enzephalitis erkrankt sind.

Falsche Kontraindikationen

Häufig unterbleiben indizierte Impfungen, weil bestimmte Umstände irrtümlicherweise als Kontraindikationen angesehen werden. Dazu gehören zum Beispiel:

- banale Infekte, auch wenn sie mit subfebrilen Temperaturen (<38,5°C) einhergehen
- ein möglicher Kontakt der zu impfenden Person zu Personen mit ansteckenden Krankheiten
- Krampfanfälle in der Familie
- Fieberkrämpfe in der Anamnese des zu impfenden Kindes
- Ekzeme u.a. Dermatosen, lokal begrenzte Hautinfektionen
- Behandlungen mit Antibiotika
- Behandlungen mit niedrigen Dosen von Kortikosteroiden oder lokal angewendeten steroidhaltigen Präparaten
- Schwangerschaft der Mutter des zu impfenden Kindes (Varizellen-Impfung nach Risikoabwägung*)
- angeborene oder erworbene Immundefekte bei Impfung mit Totimpfstoffen
- Neugeborenenikterus
- Frühgeburtlichkeit: Frühgeborene sollten unabhängig von ihrem Reifealter und aktuellen Gewicht entsprechend dem empfohlenen Impfalter geimpft werden.
- Stillende: Sie können alle notwendigen Impfungen erhalten außer einer Impfung gegen Gelbfieber (s.o. unter Kontraindikationen).
- gestillte Säuglinge: Voll- und teilgestillte Säuglinge können genauso nach den Empfehlungen der STIKO geimpft werden wie Säuglinge, die Muttermilchersatzprodukte oder andere Babynahrung erhalten.

Indizierte Impfungen sollen auch bei Personen mit chronischen Krankheiten – einschließlich neurologischer Krankheiten – durchgeführt werden, da diese Personen durch schwere Verläufe und Komplikationen impfpräventabler Krankheiten besonders gefährdet sind. Personen mit chronischen Krankheiten sollen über den Nutzen der Impfung im Vergleich zum Risiko der Krankheit aufgeklärt werden. Es liegen keine

* Bei der derzeitigen Varizellen-Impfquote ist das Risiko für ein konnatales Varizellensyndrom bei einer seronegativen Schwangeren mit Kontakt zu ihrem ungeimpften und damit ansteckungsgefährdeten Kind höher als das Risiko einer Komplikation durch die Impfung des Kindes und dessen Übertragung von Impfvarizellen auf die Schwangere.

gesicherten Erkenntnisse darüber vor, dass eventuell zeitgleich mit der Impfung auftretende Krankheitsschübe ursächlich durch eine Impfung bedingt sein können.

4.8 Impfungen zum Schutz der reproduktiven Gesundheit, bei Kinderwunsch und während Schwangerschaft und Stillzeit

Bestimmte impfpräventable Infektionen vor und während der Schwangerschaft sowie in der Postpartalzeit sind mit erhöhten Risiken für die Gesundheit der Frau, den Schwangerschaftsverlauf und die Gesundheit des un- bzw. neugeborenen Kindes verbunden.[1] Eine zeitgerechte Verabreichung der empfohlenen Standardimpfungen vom Säuglingsalter an sowie die Vermeidung von Impflücken im gebärfähigen Alter bieten den besten Schutz vor Auswirkungen impfpräventabler Erkrankungen auf die Gesundheit der Frau und die Gesundheit ihrer Kinder.

Impfungen zum Schutz vor sexuell übertragbaren Krankheiten

Impfungen gegen die sexuell übertragbaren Krankheiten **Hepatitis B** und **HPV** sind Teil des Standardimpfkalenders von **Säuglingen** im 1. Lebensjahr (Hepatitis B) bzw. **Kindern im Alter von 9–14 Jahren** (HPV).

Ein Großteil der akuten Hepatitis-B-Erkrankungen wird nach sexueller Übertragung bei jungen Erwachsenen beobachtet. Aufgrund anderer möglicher Übertragungswege z. B. durch den Kontakt infizierter Körperflüssigkeiten mit Schleimhäuten bzw. Bagatellverletzungen oder anderweitig geschädigter Haut sind Infektionen z. B. auch in Familien oder in Gemeinschaftseinrichtungen für Kinder möglich. Die Empfehlung einer Impfung gegen Hepatitis B im Säuglingsalter liegt u. a. darin begründet, dass sich für die selten auftretenden Krankheitsfälle bei Säuglingen und Kleinkindern ein besonders hohes Risiko für eine chronische Verlaufsform ergibt, in deren Folge eine Leberzirrhose oder ein Leberzellkarzinom entstehen kann. Während es bei erkrankten Erwachsenen in 10 % der Fälle zu einem chronischen Krankheitsverlauf kommt, liegt der Anteil bei einer Erkrankung im Säuglings- und Kindesalter bei bis zu 90 %. Falls die Impfung im Säuglingsalter versäumt wurde, wird eine Nachholimpfung bis zum 18. Geburtstag empfohlen.

Das Ziel der HPV-Impfung von Mädchen und Jungen ist die Reduktion der Krankheitslast durch HPV-induzierte Tumore. Persistierende HPV-Infektionen können neben Genitalwarzen zu Zellveränderungen im Bereich des Gebärmutterhalses, der Vagina und Vulva, des Penis, des Anus und im Rachenraum führen. Diese Zellveränderungen können im Verlauf eine Krebserkrankung bedingen und haben daher ggf. einen relevanten, langfristigen Einfluss u. a. auf die sexuelle bzw. reproduktive Gesundheit sowohl von Männern als auch Frauen. Für einen zuverlässigen Schutz ist dabei der Impfzeitpunkt entscheidend: Die Impfserie sollte optimalerweise vor Aufnahme jeglicher sexueller Kontakte bereits abgeschlossen sein. Eine Nachholimpfung wird bis zum 18. Geburtstag empfohlen.

Nachholimpfungen bei Frauen im gebärfähigen Alter bzw. Impfungen bei Kinderwunsch

Röteln- und **Varizellen**-Infektionen können ein kongenitales embryofetales Röteln- bzw. ein fetales kongenitales Varizellen-Syndrom mit Beteiligung einzelner oder mehrerer Organe zur Folge haben. Eine peripartale Varizellen-Erkrankung der Mutter kann zudem zu lebensbedrohlichen neonatalen Varizellen führen. Die STIKO empfiehlt ungeimpften Frauen oder Frauen mit unklarem Impfstatus im gebärfähigen Alter die zweimalige Impfung gegen Röteln mit einem MMR-Impfstoff. Einmal geimpfte Frauen im gebärfähigen Alter sollten eine zweite MMR-Impfung erhalten. Zudem empfiehlt die STIKO seronegativen Frauen mit Kinderwunsch eine zweimalige Impfung gegen Varizellen. An Masern erkrankte Schwangere haben ein erhöhtes Risiko für die Entwicklung einer Pneumonie. Es wurden auch vermehrt vorzeitige Wehen, Frühgeburten und Spontanaborte beobachtet. Eine Maserninfektion am Ende des dritten Trimenons bzw. perinatal kann beim Kind zu neonatalen Masern führen (siehe Epid Bull 32/2010).

Gegen Masern, Mumps, Röteln und Varizellen stehen nur Lebendimpfstoffe zur Verfügung, die in der Schwangerschaft kontraindiziert

sind. Deshalb sollten bei Frauen im gebärfähigen Alter eventuell bestehende Impflücken rechtzeitig geschlossen werden. Nach einer Impfung mit einem Lebendimpfstoff sollte eine Schwangerschaft für einen Monat vermieden werden. Ist eine versehentliche Impfung mit einem Lebendimpfstoff in der Frühgravidität erfolgt, stellt dies jedoch keine Indikation für einen Schwangerschaftsabbruch dar.
Im Rahmen der Spontanerfassung von Impfnebenwirkungen[J] sowie einer systematischen Literaturauswertung epidemiologischer Studien, die mehr als 3.500 dokumentierte Impfungen in der Schwangerschaft mit monovalentem Röteln- beziehungsweise Masern-Röteln- und Masern-Mumps-Röteln-(MMR)-Impfstoff umfassten, wurde kein Fall einer Rötelnembryopathie durch das Impfvirus festgestellt.[K]

Fehlende oder unvollständige Impfungen gegen **Tetanus, Diphtherie** und **Polio** sollten ebenfalls entsprechend den allgemeinen Empfehlungen der STIKO nachgeholt werden (Tab. 10E, S. 132). Bei bestehender Indikation sollte präkonzeptionell eine Impfung gegen Hepatitis B erfolgen (Tab. 2, S. 18 ff.). Die vertikale Transmission von der meist chronisch infizierten Mutter auf das Kind ist die Hauptursache der Hepatitis B bei infizierten Kindern,[L] die bei perinataler Infektion in rund 90 % der Fälle zu einem chronischen Verlauf führt.[M]

Im Gegensatz zu Lebendimpfungen ist nach erfolgter Impfung mit einem Totimpfstoff kein Zeitabstand zum möglichen Eintritt einer Schwangerschaft zu berücksichtigen.

Impfungen in der Schwangerschaft

Impfungen mit einem **Lebendimpfstoff**, wie z. B. gegen Masern, Mumps, Röteln oder Varizellen, sind in der Schwangerschaft aus theoretischen Überlegungen grundsätzlich **kontraindiziert**.

Eine Impfung mit dem Lebendimpfstoff gegen **Gelbfieber** darf in der Schwangerschaft nur bei eindeutiger Indikation und nur nach sorgfältiger Risiko-Nutzen-Abwägung verabreicht werden.

Totimpfstoffe gelten als sicher für die Schwangere und den Fetus.[N] Daher stellt die Schwangerschaft keine Kontraindikation für die Gabe von Totimpfstoffen dar (wie z. B. gegen Influenza, Tetanus, Diphtherie, Pertussis, Hepatitis A und B). Im ersten Drittel der Schwangerschaft sollten nur dringend indizierte Impfungen durchgeführt werden, um zu vermeiden, dass die in der Frühschwangerschaft häufigen Spontanaborte mit der Impfung in Zusammenhang gebracht werden.

Impfungen gegen saisonale **Influenza** und **Pertussis** werden in jeder Schwangerschaft von der STIKO ausdrücklich empfohlen (Tab.2, S. 22 ff., 30 ff.). Das primäre Impfziel der Influenza-Impfung von Schwangeren ist die Vermeidung schwerer Krankheitsverläufe, während die Pertussis-Impfung in der Schwangerschaft die Erkrankungen bei Neugeborenen und jungen Säuglingen reduzieren soll.

Ist die in der Schwangerschaft empfohlene Impfung gegen Pertussis nicht erfolgt, sollte die Mutter bevorzugt in den ersten Tagen nach der Geburt geimpft werden. Speziell vor Geburt eines Kindes sollte überprüft werden, ob ein adäquater Immunschutz (Impfung innerhalb der vergangenen 10 Jahre) gegen Pertussis für enge Haushaltskontaktpersonen und enge Kontaktpersonen des Neugeborenen besteht (s. Tab. 2, S. 30 ff.).

Impfungen in der Stillzeit

Stillende können alle von der STIKO empfohlenen Impfungen mit Ausnahme der Gelbfieber-Impfung erhalten (s. 4.7 Kontraindikationen und falsche Kontraindikationen, S. 78). Die Mutterschaftsnachsorge-Untersuchung am Ende des Wochenbetts bietet sich besonders für die Impfprophylaxe an. Müttern, bei denen keine zwei Impfstoffdosen gegen Röteln dokumentiert sind oder die in der Schwangerschaft seronegativ für Röteln getestet wurden, sollte postpartal zwei MMR-Impfstoffdosen im (Mindest-)Abstand von vier Wochen verabreicht werden.

4.9 Impfen bei Immundefizienz

PatientInnen mit Immundefizienz leiden häufig an Infektionskrankheiten, die bei diesen Personen mit schwereren Verläufen einhergehen als bei Immungesunden. Daher sollten Menschen mit Immundefizienz grundsätzlich einen möglichst weitreichenden Schutz durch Impfungen erhalten. Daneben spielt ein solider Impfschutz von Haushaltskontaktpersonen entsprechend der STIKO-Empfehlungen sowie anderer Personen aus dem direkten Umfeld der PatientInnen (z. B. in Gesundheitsdienst, Kita oder Schule) eine zentrale Rolle für die Infektionsprävention.

In Tabelle 2 (S. 12 ff.) der STIKO-Empfehlungen sind bereits einige Gruppen mit angeborener oder erworbener Immundefizienz aufgeführt. Bei der Planung und Durchführung von Impfungen bei diesem speziellen Personenkreis sind einige Besonderheiten zu beachten, wie z. B.:

» das Erkennen und Abschätzen der Schwere des Immundefekts
» das Erfassen der Indikationen und Kontraindikationen für spezifische Impfungen bzw. Impfstofftypen, je nach Art und Schwere der Grundkrankheit ggf. der immunsupprimierenden Medikation und der daraus resultierenden Immuninkompetenz
» Bestimmung des Zeitpunkts der Impfung (z. B. rechtzeitig vor geplanter iatrogener Immunsuppression)
» die spezifische Aufklärung der Personen, insbesondere wenn eine *Off-label*-Anwendung unumgänglich ist

Eine Expertengruppe hat unter Federführung der STIKO Anwendungshinweise für Impfungen bei PatientInnen mit Immundefizienz mit dem Ziel erarbeitet, die impfende Ärzteschaft bei den o. g. Punkten zu unterstützen und eine Entscheidungshilfe zu geben. Die Anwendungshinweise wurden in vier thematisch getrennten Dokumenten publiziert und sind online verfügbar (www.rki.de/immundefizienz): Das Grundlagenpapier (Papier I), die Anwendungshinweise zum Impfen bei primären Immundefekterkrankungen (inkl. autoinflammatorischer Erkrankungen) und bei HIV-Infektion (Papier II), die Anwendungshinweise zum Impfen bei hämatologischen und onkologischen Erkrankungen (antineoplastische Therapie, Stammzelltransplantation), Organtransplantation und Asplenie (Papier III) sowie die Anwendungshinweise zum Impfen bei Autoimmunkrankheiten, bei anderen chronisch-entzündlichen Erkrankungen und unter immunmodulatorischer Therapie (Papier IV).

4.10 Impfkomplikationen und deren Meldung Kriterien zur Abgrenzung einer üblichen Impfreaktion von dem Verdacht auf eine mögliche Impfkomplikation

Nach dem Infektionsschutzgesetz (IfSG) (§ 6 Abs. 1 S. 1 Nr. 3) ist der Verdacht einer über das übliche Ausmaß einer Impfreaktion hinausgehenden gesundheitlichen Schädigung dem zuständigen Gesundheitsamt zu melden. Diese Meldung gehört zu den ärztlichen Aufgaben. Zur Abgrenzung einer üblichen Impfreaktion und einer über das übliche Ausmaß einer Impfreaktion hinausgehenden gesundheitlichen Schädigung hat die STIKO (entsprechend § 20 Abs. 2 S. 3 IfSG) Kriterien entwickelt und Merkmale für übliche Impfreaktionen definiert.

Übliche und damit nicht meldepflichtige Impfreaktionen sind das übliche Ausmaß nicht überschreitende, vorübergehende Lokal- und Allgemeinreaktionen, die als Ausdruck der Auseinandersetzung des Organismus mit dem Impfstoff anzusehen sind. Die STIKO hat die folgenden Kriterien **für übliche Impfreaktionen entwickelt:**

» für die Dauer von 1–3 Tagen (gelegentlich länger) anhaltende Rötung, Schwellung oder Schmerzhaftigkeit an der Injektionsstelle;

» für die Dauer von 1–3 Tagen Fieber < 39,5° C (bei rektaler Messung), Kopf- und Gliederschmerzen, Mattigkeit, Unwohlsein, Übelkeit, Unruhe, Schwellung der regionären Lymphknoten;

» im Sinne einer „Impfkrankheit" zu deutende Symptome 1–3 Wochen nach der Verabreichung von attentuierten Lebendimpfstoffen: z. B. eine leichte Parotisschwellung, kurzzeitige Arthralgien oder ein flüchtiges Exanthem nach der Masern-, Mumps-, Röteln- oder Varizellen-Impfung oder milde gastrointestinale Beschwerden, z. B. nach der oralen Rotavirus- oder Typhus-Impfung;

» Ausgenommen von der Meldepflicht sind auch Krankheitserscheinungen, denen offensichtlich eine andere Ursache als die Impfung zugrunde liegt. Alle anderen Impfreaktionen sollen gemeldet werden.

Meldung des Verdachts auf eine Impfkomplikation

Nach dem Infektionsschutzgesetz (IfSG) (§ 6 Abs. 1 S. 1 Nr. 3) ist der Verdacht einer über das übliche Ausmaß einer Impfreaktion hinausgehenden gesundheitlichen Schädigung (d. h. der Verdacht auf eine Impfkomplikation) innerhalb von 24 Stunden namentlich an das Gesundheitsamt zu melden (§ 9 Abs. 1 und 3 IfSG). Diese Meldung muss vom Gesundheitsamt gemäß § 11 Abs. 2 (IfSG) unverzüglich der zuständigen Landesbehörde und nach § 77 Arzneimittelgesetz der zuständigen Bundesoberbehörde (PEI) mitgeteilt werden. Die Meldeverpflichtung wurde gesetzlich festgeschrieben, um die zur Klärung einer unerwünschten Arzneimittelwirkung relevanten immunologischen (z. B. zum Ausschluss eines Immundefektes) oder mikrobiologischen (z. B. zum differenzialdiagnostischen Ausschluss einer interkurrenten Infektion) Untersuchung unverzüglich einzuleiten und dafür notwendige Untersuchungsmaterialien, wie z. B. Serum oder Stuhlproben, zu asservieren.

Die Meldepflicht besteht unabhängig davon, ob die betroffene Schutzimpfung öffentlich empfohlen ist. Für die bundesweit einheitliche Meldung eines Verdachtsfalls ist vom PEI in Absprache mit der STIKO und dem BMG ein Berichtsformblatt „Bericht über Verdachtsfälle einer über das übliche Ausmaß einer Impfreaktion hinausgehenden gesundheitlichen Schädigung" entwickelt worden, das online verfügbar ist: www.pei.de/SharedDocs/Downloads/DE/ arzneimittelsicherheit/pharmakovigilanz/ifsg-meldebogen-verdacht-impfkomplikation.pdf oder vom Gesundheitsamt angefordert werden kann. Die Meldungen tragen dazu bei, die Datenlage über Impfkomplikationen zu verbessern.

Darüber hinaus sind ÄrztInnen nach § 6 der Berufsordnung verpflichtet, die ihnen aus ihrer ärztlichen Behandlungstätigkeit bekannt werdenden unerwünschten Arzneimittelwirkungen der Arzneimittelkommission der deutschen Ärzteschaft mitzuteilen (im Internet unter www.akdae.de > Arzneimittelsicherheit > Unerwünschte Arzneimittelwirkung melden). Ebenso kann der Hersteller informiert werden.

Impfschaden und Anerkennung eines Impfschadens im Sinne des IfSG
Nach IfSG (§ 2 Nr.11) ist ein Impfschaden definiert als gesundheitliche und wirtschaftliche Folge einer über das übliche Ausmaß einer Impfreaktion hinausgehenden gesundheitlichen Schädigung durch die Schutzimpfung; ein Impfschaden liegt nach dieser Definition auch vor, wenn mit vermehrungsfähigen Erregern (d. h. mit Lebendimpfstoffen) geimpft wurde und eine andere als die geimpfte Person geschädigt wurde. Hat eine Person durch eine Schutzimpfung, die von einer zuständigen Landesbehörde öffentlich empfohlen und in ihrem Bereich vorgenommen wurde, eine gesundheitliche Schädigung erlitten, erhält sie nach der Schutzimpfung wegen des Impfschadens wegen der gesundheitlichen und wirtschaftlichen Folgen auf Antrag Versorgung nach dem Bundesversorgungsgesetz (§ 60 Abs. 1 S. 1 Nr. 1 IfSG). Entsprechendes gilt bei gesundheitlicher Schädigung durch eine Schutzimpfung, die gegen das Coronavirus SARS-CoV-2 aufgrund einer Rechtsverordnung nach § 20i Absatz 3 Satz 2 Nummer 1 Buchstabe a, auch in Verbindung mit Nummer 2, SGB V vorgenommen wurde (§ 60 Abs. 1 S. 1 Nr. 1a IfSG).

Das Verfahren zur Anerkennung eines Impfschadens ist somit anders und getrennt zu sehen von der Meldung eines Verdachtsfalls einer Impfkomplikation (s. vorhergehender Abschnitt). Betroffene Personen oder die Eltern bzw. Sorgeberechtigten sollten von dem Gesundheitsamt oder den behandelnden ÄrztInnen auf die gesetzlichen Bestimmungen zur Entschädigung (§§ 60–64 IfSG) und das Verfahren informiert sowie auf die im jeweiligen Bundesland für die Durchführung des Bundesversorgungsgesetzes zuständige Behörde (§ 64 IfSG) hingewiesen werden. Informationen hierzu können auch von den regional zuständigen Versorgungsämtern selbst eingeholt werden.

4.11 Lieferengpässe von Impfstoffen
Seit Oktober 2015 informiert das PEI auf seinen Internetseiten über Lieferengpässe von Impfstoffen sowie die voraussichtliche Dauer der Nicht-Verfügbarkeit (www.pei.de/lieferengpaesse). Diese Informationen beruhen auf Mitteilungen der pharmazeutischen Unternehmen, die einen Lieferengpass

melden, sobald die Lieferkette für die Auslieferung eines Impfstoffes für einen Zeitraum von mindestens 2 Wochen unterbrochen ist. Sollten statt des vom Lieferengpass betroffenen Impfstoffes einer oder mehrere andere Impfstoffe mit vergleichbarer Zusammensetzung verfügbar sein, werden diese vom PEI entsprechend auf der Internetseite gelistet.

Ist **kein für die jeweilige Indikation und das Alter zugelassener Impfstoff mit vergleichbarer Antigenzusammensetzung verfügbar**, gibt die STIKO Empfehlungen, wie alternativ – unter Verwendung anderer verfügbarer Impfstoffe – ein Impfschutz sichergestellt werden kann (s. u.). Auch wenn es keine unzulässig großen Impfabstände gibt und jede Impfung zählt, ist aus Sicht der STIKO die zeitgerechte Immunisierung entsprechend den Empfehlungen – gerade im Säuglings- und Kleinkindalter – zu bevorzugen. Dies gilt auch für die Grippeimpfung, bei der ein Impfschutz idealerweise vor Beginn der Saison erreicht werden sollte. Auffrischimpfungen können ggf. bei vollständiger Grundimmunisierung verschoben werden, da die von der STIKO empfohlenen Zeitintervalle für Auffrischimpfungen eine gewisse Flexibilität erlauben.

In Tabelle 4 (s. S. 89 f.) sind Empfehlungen für die häufigsten bzw. relevantesten Lieferengpässe aufgeführt, in denen kein alternativer Impfstoff mit vergleichbarer Zusammensetzung zur Verfügung steht. Die alternative Empfehlung soll zur Anwendung kommen, sobald auf den o.g. Internetseiten des PEI über einen Lieferengpass der ursprünglich empfohlenen Impfung informiert wird. Eine Abfrage in mehreren regionalen Lieferapotheken kann dabei klären, ob trotz des vom PEI deklarierten Lieferengpasses ggf. regional noch Restbestände dieses Impfstoffes verfügbar sind. Für die Anwendung der alternativen Empfehlung ist die Information auf den Internetseiten des PEI maßgeblich; ergänzend hierzu informiert die STIKO auf ihren Internetseiten (www.stiko.de > Lieferengpässe. Die alternative Empfehlung verliert ihre Gültigkeit, sobald das PEI die Feststellung des Lieferengpasses auf seiner o.g. Internetseite wieder aufhebt. Ergänzend nimmt auch die STIKO den Hinweis der Anwendbarkeit der alternativen Empfehlung von ihrer Internetseite. Weitere Informationen siehe Epid Bull 23/2021.[21]

Tabelle 4: Alternativ empfohlene Impfstoffe bei Lieferengpässen

Impfung gegen[a]	Vom Lieferengpass betroffener empfohlener Impfstoff[a]	Empfohlene Alternative(n)[b]
Diphtherie, Tetanus, Pertussis, Poliomyelitis, Hib, HepB	Hexavalenter Impfstoff (DTaP-IPV-Hib-HepB)	Pentavalenter Impfstoff (DTaP-IPV-Hib) plus HepB-Einzelimpfstoff *Alternativ:* DTaP-Impfstoff plus IPV-, Hib-und HepB-Einzelimpfstoff
HepA, HepB	Kombinationsimpfstoff HepA+B	HepA-Einzelimpfstoff plus HepB-Einzelimpfstoff
HepB	HepB-Einzelimpfstoff	Kombinationsimpfstoff HepA+B
Herpes zoster	Adjuvantierter Herpes-zoster-Totimpfstoff	Keine Alternative (Verschiebung des Impftermins)
Hib	Hib-Einzelimpfstoff	Keine Alternative[c] (Verschiebung des Impftermins)
Influenza (als Standardimpfung für Personen ≥ 60 Jahre)	Inaktivierter, quadrivalenter Influenza-Hochdosis-Impfstoff mit aktueller, von der WHO empfohlener Antigenkombination	Inaktivierte, quadrivalente Influenza-Impfstoffe (Zellkultur-basierte, Splitvirus-, Subunit-, rekombinante und adjuvantierte Impfstoffe)
Masern, Mumps, Röteln	MMR-Kombinationsimpfstoff	MMR-V-Kombinationsimpfstoff[d]
Masern, Mumps, Röteln, Varizellen	MMR-V-Kombinationsimpfstoff	MMR-Kombinationsimpfstoff plus Varizellen-Einzelimpfstoff

Tabelle 4 (Fortsetzung)

Impfung gegen[a]	Vom Lieferengpass betroffener empfohlener Impfstoff[a]	Empfohlene Alternative(n)[b]
Pneumokokken	23-valenter Polysaccharid-Impfstoff	Keine Alternativee (Verschiebung des Impftermins)
Tetanus, Diphtherie, Pertussis	TdaP-/Tdap-Kombinationsimpfstoff	Tdap-IPV-Kombinations-impfstoff

[a] entsprechend des Impfkalenders (Standardimpfungen) für Säuglinge, Kinder, Jugendliche und Erwachsene in Tab. 1 (S. 8), Empfehlungen zu Standardimpfungen des Erwachsenenalters sowie zu Indikations- und Auffrischimpfungen für alle Altersgruppen in Tab. 2 (S. 12 ff.), Postexpositionelle Impfungen in Tab. 5 (S. 94), bzw. Altersabhängige Empfehlungen zur Durchführung von Nachholimpfungen in Tab. 10 A–E (S. 125 ff.)
[b] unter Beachtung von Zulassungsbeschränkungen gemäß Fachinformationen
[c] gilt nicht für Kinder < 5 Jahre, hier kann als Alternative DTap-IPV-Hib oder DTap-IPV-Hib-HepB verwendet werden
[d] zu beachten ist das bei Kindern < 5 Jahre leicht erhöhte Risiko von Fieberkrämpfen 5–12 Tage nach der erstmaligen Gabe des kombinierten MMR-V-Impfstoffs (s. Epid Bull 30/2012); die STIKO schätzt dieses leicht erhöhte Risiko bei einem Lieferengpass gegenüber einer zeitgerechten MMR-Immunisierung jedoch als nachgeordnet ein
[e] Wegen der breiteren Abdeckung von Pneumokokken-Serotypen ist es nicht sinnvoll, den 23-valenten Polysaccharidimpfstoff durch einen anderen, niedrigervalenten Pneumokokkenimpfstoff zu ersetzen; bei eingeschränkter Verfügbarkeit sollten noch vorhandene Impfstoffdosen prioritär für folgende Personengruppen verwendet werden: PatientInnen mit Immundefizienz (zur Komplettierung der sequenziellen Impfung); Senioren ≥ 70 Jahre; PatientInnen mit chronischen Erkrankungen des Herzens und der Atmungsorgane

Abkürzungen: Diphtherie: D bzw. d (je nach Antigengehalt); *Haemophilus influenzae* Typ b: Hib; Hepatitis A: HepA; Hepatitis B: HepB; Masern-Mumps-Röteln: MMR; Pertussis: aP bzw. ap (je nach Antigengehalt); Poliomyelitis: IPV; Tetanus: T; Varizellen: V

4.12 Impfempfehlungen für MigrantInnen und Asylsuchende nach Ankunft in Deutschland

In Deutschland lebende MigrantInnen und Asylsuchende sollen entsprechend den STIKO-Empfehlungen altersgerecht geimpft sein. Asylsuchende stammen oftmals aus Ländern oder gehören zu Bevölkerungsgruppen mit eingeschränktem Zugang zu medizinischer

Versorgung und Impfungen. Eine Übersicht über die in einzelnen Ländern empfohlenen Impfungen ist auf den Internetseiten des ECDC (https://vaccine-schedule.ecdc.europa.eu/) oder der WHO (https://apps.who.int/immunization_monitoring/globalsummary/schedules) zu finden.

Vorliegende Impfdokumente sollten berücksichtigt werden, um den individuellen Impfstatus zu überprüfen und fehlende Impfungen nachzuholen (s. Kapitel 6.). Häufig kann der Impfstatus aufgrund fehlender Dokumente nicht überprüft werden. Aus pragmatischen Gründen sollten Impfungen, die nicht dokumentiert sind, als nicht durchgeführt angesehen werden. Diese Impfungen sollen entsprechend den STIKO-Empfehlungen nachgeholt werden. Glaubhafte mündliche Angaben zu früher erfolgten Impfungen sollten jedoch berücksichtigt werden.

- Kinder und Jugendliche, die ungeimpft sind bzw. deren Impfstatus unklar ist, sollten Impfungen gegen Diphtherie, Tetanus und Pertussis sowie gegen Poliomyelitis, Masern, Mumps, Röteln, Varizellen, Hepatitis B, Meningokokken C erhalten. Ab ≥ 9 Jahren sollen Kinder und Jugendliche gegen HPV geimpft werden. Säuglinge sollten zusätzlich gegen Rotaviren immunisiert werden: Abschluss der Impfserie bis zum Alter von 24 Wochen (Rotarix) bzw. 32 Wochen (RotaTeq). Säuglinge und Kleinkinder sollten gegen Pneumokokken (bis zum Alter von 24 Monaten) und *Haemophilus influenzae* Typ b (bis < 5 Jahren) geimpft werden. Kinder, bei denen eine Grundimmunisierung gegen Tetanus, Diphtherie, Pertussis und Poliomyelitis dokumentiert ist, benötigen eine einmalige Auffrischimpfung im Abstand von 5 Jahren zur Grundimmunisierung.
- Ungeimpfte Erwachsene bzw. Erwachsene mit unklarem Impfstatus sollten Erstimmunisierungen gegen Diphtherie, Tetanus, Pertussis und Poliomyelitis erhalten. Erwachsene, die bereits eine Grundimmunisierung gegen Tetanus, Diphtherie, Pertussis und Poliomyelitis aufweisen, sollen in 10-jährigem Abstand zur vorangegangenen Impfung eine Tdap-IPV-Auffrischimpfung bekommen. Nach 1970 Geborene sollten einmalig gegen Masern (MMR) geimpft

werden. Frauen im gebärfähigen Alter sollten zweimal gegen Röteln (MMR) und seronegative Frauen mit Kinderwunsch zweimal gegen Varizellen geimpft werden. Ab dem Alter ≥ 60 Jahren ist zusätzlich eine Pneumokokken-Impfung (Einzelheiten s. Kapitel 3.2, S. 40) und jährlich im Herbst eine Influenza-Impfung empfohlen.

Für die Aufklärung der zu impfenden Person über die zu verhütende Krankheit und die geplante Impfung stellt das RKI Informationsmaterialien einschließlich Einwilligungserklärungen zu verschiedenen Impfungen (COVID-19, Hepatitis A, Hepatitis B, Herpes zoster (Totimpstoff), HPV, Influenza, MMR, Meningokokken C, Varizellen, Pneumokokken, Rotavirus, Tdap-IPV, 6-fach-Impfung [DTaP-IPV-Hib-HepB]) in mehreren (aktuell 20) Sprachen im Internet zur Verfügung: www.rki.de > Infektionsschutz > Impfen > Informationsmaterialien zum Impfen.

Die Kostenübernahme für öffentlich empfohlene Schutzimpfungen ist bei Asylsuchenden durch das Asylbewerberleistungsgesetz (AsylbLG § 4 Abs. 3) geregelt. Bei allen anderen MigrantInnen werden Impfungen in der Regel von der jeweiligen Krankenversicherung übernommen.

Empfehlungen zu Impfungen in Erstaufnahmeeinrichtungen für Asylsuchende und in anderen Gemeinschaftsunterkünften mit beengten Wohnbedingungen

Das Zusammenleben über einen längeren Zeitraum unter beengten Wohnbedingungen (z. B. in Erstaufnahmeeinrichtungen für AsylbewerberInnen) erhöht die Wahrscheinlichkeit für Ausbrüche von Infektionskrankheiten. Durch eine wachsende Zahl unzureichend geimpfter Personen kann sich eine epidemiologisch relevante, ungeschützte Bevölkerungsgruppe entwickeln, bei der sich die Schließung von Impflücken aufgrund des dezentralen Gesundheitssystems und der notwendigen Eigenverantwortung in Deutschland schwierig gestalten kann. In den Erstaufnahmeeinrichtungen und Gemeinschaftsunterkünften besteht hingegen ein guter Zugang durch den öffentlichen Gesundheitsdienst (ÖGD) oder durch vom ÖGD beauftragte ÄrztInnen zur gezielten Schließung von Impflücken. Durch frühzeitige Impfungen nach Ankunft in Deutschland können folgende Ziele erreicht werden:

» individueller Impfschutz durch Schließen von Impflücken;
» Begrenzung oder Verhinderung von Ausbrüchen impfpräventabler Erkrankungen in den Unterkünften;
» Verhinderung der Entstehung einer schwer erreichbaren ungeimpften Bevölkerungsgruppe.

Die Situation (Größe der Unterkunft, Verweildauer, Ressourcen) und auch die Organisation von Impfangeboten ist in den Erstaufnahmeeinrichtungen und Gemeinschaftsunterkünften sehr unterschiedlich. Wenn möglich, sollte das Angebot alle von der STIKO empfohlenen Impfungen beinhalten. In Einrichtungen, in denen die Umsetzung der STIKO-Empfehlungen durch kurze Verweildauern erschwert ist, da ggf. nur ein Impftermin möglich ist, sollte eine Priorisierung der Impfungen erfolgen.

Tabelle 5 (S. 94) führt die Impfungen auf, die prioritär und frühzeitig (möglichst in den ersten Tagen) nach Ankunft und Aufnahme in die Einrichtung begonnen werden sollten. Nach dem Verlassen der Unterkünfte soll die Vervollständigung der Grundimmunisierung bzw. der Beginn neuer Impfungen altersentsprechend auf Basis der Nachholimpfempfehlungen (s. Kapitel 6.10) durch die niedergelassenen ÄrztInnen oder durch den ÖGD am späteren Aufenthaltsort erfolgen.

Die allgemeinen Hinweise der STIKO zur Durchführung von Schutzimpfungen sollen berücksichtigt werden (s. Kapitel 4.1). Falls in der Einrichtung Impfstoffe nicht in ausreichender Menge zur Verfügung stehen, sollten Kinder bevorzugt geimpft werden. Riegelungsimpfungen zur Eindämmung von Ausbrüchen impfpräventabler Erkrankungen sollten prioritär verabreicht und eventuell mit anderen notwendigen Impfungen kombiniert werden.

Aufgrund des engen Zusammenlebens in Erstaufnahmeeinrichtungen und Gemeinschaftsunterkünften besteht ein erhöhtes Risiko für Influenza-Ausbrüche. Es kann daher durch die lokalen Gesundheitsbehörden erwogen werden, über die STIKO-Empfehlung hinausgehend in den Herbst- und Wintermonaten nicht nur den Risikogruppen, sondern allen BewohnerInnen eine Impfung gegen die saisonale Influenza anzubieten.

Tabelle 5: Priorisierung des Impfangebotes für ungeimpfte Asylsuchende und Asylsuchende mit unklarem Impfstatus am ersten Impftermin frühzeitig nach Ankunft

Alter zum Zeitpunkt der 1. Impfung	1. Impftermin[#]
≥ 2 bis < 9 Monate	DTaP-IPV-Hib-HBV[1]
≥ 9 Monate bis 5 Jahre	DTaP-IPV-Hib-HBV[1]
	MMR-V[2]
≥ 5 Jahre bis < 18 Jahre	Tdap-IPV
	MMR-V
Erwachsene, die **nach** 1970 geboren sind	Tdap-IPV[3]
	MMR[4]
Erwachsene, die **vor** 1971 geboren sind	Tdap-IPV[3]
Zusätzliche Indikationsimpfung für: » Schwangere ab 2. Trimenon » Personen ≥ 60 Jahren » Kinder und Erwachsene mit chronischen Krankheiten[5]	Influenza (**zusätzlich** zu obigen Impfungen)

[#] Die hier genannten Impfstoffe können zeitgleich verabreicht werden.
[1] Es kann auch ein 5-fach-Impfstoff verwendet werden.
[2] Bei Kindern < 5 Jahren sollte bevorzugt werden, statt des MMR-V-Kombinationsimpfstoffs zum 1. Impftermin MMR- und Varizellen-Impfstoff getrennt zu verabreichen.
[3] Schwangerschaft stellt keine Kontraindikation dar.
[4] Nicht in der Schwangerschaft.
[5] Bei unklarer Anamnese großzügige Indikationsstellung zur Impfung.

Empfehlungen zur Impfung von MitarbeiterInnen in Erstaufnahmeeinrichtungen oder Gemeinschaftsunterkünften

MitarbeiterInnen (inkl. beispielsweise ehrenamtliche HelferInnen), die in Erstaufnahmeeinrichtungen oder Gemeinschaftsunterkünften tätig sind, sollen gemäß den aktuellen Impfempfehlungen der STIKO geimpft werden. Der Impfstatus für Tetanus, Diphtherie, Poliomyelitis, Pertussis sowie für nach 1970 Geborene gegen Masern, Mumps und Röteln sollte möglichst auf Basis des Eintrages im Impfausweis geprüft werden. Ein Impfschutz gegen Varizellen ist allen Seronegativen empfohlen (s. Epid Bull 2/2020).[23] Bei angestellten MitarbeiterInnen ist die ArbMedVV zu beachten.

Ferner empfiehlt die STIKO die folgenden beruflichen bzw. arbeitsbedingten Indikationsimpfungen für MitarbeiterInnen mit erhöhtem Expositionsrisiko in den Einrichtungen; die Impfindikation ist auf Grundlage einer Einschätzung des tatsächlichen Expositionsrisikos zu stellen:

» Hepatitis A
» Hepatitis B
» Auffrischimpfung gegen Poliomyelitis, falls letzte Impfung vor mehr als 10 Jahren
» Influenza (in der Saison)

4.13 Hinweise zur Kostenübernahme von Schutzimpfungen

Für die Kostenübernahme von Schutzimpfungen kommen verschiedene Träger in Frage. Nach dem SGB V, § 20i Abs. 1 S. 1 haben Versicherte Anspruch auf Leistungen für Schutzimpfungen im Sinne des § 2 Nr. 9 des IfSG. Die Einzelheiten zur Leistungspflicht für Schutzimpfungen (Voraussetzungen, Art und Umfang) hat der Gemeinsame Bundesausschuss (G-BA) auf der Basis der Empfehlungen der STIKO in einer Schutzimpfungs-Richtlinie festzulegen (www.g-ba.de). Dabei soll die besondere Bedeutung der Schutzimpfungen für die öffentliche Gesundheit berücksichtigt werden. Gemäß § 20i Abs. 1 Satz 2 SGB V gilt Satz 1. Für Schutzimpfungen, die wegen eines erhöhten Gesundheitsrisikos durch einen Auslandsaufenthalt indiziert sind, gilt dies nur dann, wenn der Auslandsaufenthalt beruflich oder durch eine Ausbildung bedingt ist oder wenn zum Schutz der öffentlichen Gesundheit ein besonderes Interesse daran besteht, der Einschleppung einer übertragbaren Krankheit in die Bundesrepublik Deutschland vorzubeugen (§ 20i Abs. 1 S. 1 SGB V). Einzelheiten zu Voraussetzungen, Art und Umfang der

Leistungen bestimmt der G-BA in Richtlinien nach § 92 SGB V auf der Grundlage der STIKO-Empfehlungen gemäß § 20 Abs. 2 IfSG unter besonderer Berücksichtigung der Bedeutung der Schutzimpfungen für die öffentliche Gesundheit (§ 20i Abs. 1 S. 3 und 4 SGB V). Abweichungen von den Empfehlungen der STIKO sind besonders zu begründen.

Kommt eine Entscheidung nicht innerhalb von 2 Monaten nach Veröffentlichung der Empfehlungen der STIKO zustande, müssen die von der STIKO empfohlenen Schutzimpfungen von den Krankenkassen erstattet werden, bis die Richtlinie vorliegt. Die Krankenkassen können in ihren Satzungsleistungen die Kostenübernahme auch für Schutzimpfungen vorsehen, die nicht Bestandteil der Richtlinie des G-BA sind. Außerdem haben die Krankenkassenverbände auf Landesebene gemeinsam und einheitlich Vereinbarungen mit den für die Durchführung von Impfungen zuständigen Behörden der Länder zu treffen, in denen die Förderung der Schutzimpfungen und die Erstattung von Impfstoffkosten geregelt werden.

Für die Kostenübernahme von Schutzimpfungen kommen außer den Krankenkassen weitere Träger in Frage.

Die in den STIKO-Empfehlungen mit „B" gekennzeichneten Impfungen umfassen auch solche für Berufsgruppen, die den genannten Verordnungen nicht unterliegen. Ebenso werden in dieser Kategorie auch Impfungen aufgeführt, die vorrangig zum Schutz Dritter indiziert sind. Selbst wenn die genannten Verordnungen in diesen Fällen nicht greifen, sollten betroffene Arbeitgeber diese Impfungen in ihrem eigenen Interesse anbieten, da hierdurch eventuellen Regressansprüchen entgegengewirkt werden kann bzw. Kosten für Ausfallzeiten von Beschäftigten entfallen. Inwieweit die mit „B" gekennzeichneten Empfehlungen eine Pflichtleistung der GKV sind, wird in der Schutzimpfungs-Richtlinie des G-BA festgelegt.

5. Postexpositionelle Impfungen bzw. andere Maßnahmen der spezifischen Prophylaxe übertragbarer Krankheiten

5.1 Übersicht

Zusätzlich zu den Empfehlungen der Standard- und Indikationsimpfungen gibt die STIKO Empfehlungen zu postexpositionellen Impfungen und zu anderen Maßnahmen der spezifischen Prophylaxe von Kontaktpersonen im privaten und beruflichen Bereich sowie in Gemeinschaftseinrichtungen. Diese beinhalten Hinweise, wie unzureichend geschützte Personen nach dem Kontakt zu bestimmten Infektionserregern geschützt werden können, um die Weiterverbreitung der Infektionskrankheit zu verhindern oder den Verlauf einer Erkrankung abzumildern. Als Präventionsmaßnahmen werden die postexpositionelle Impfung, die passive Immunisierung durch die Gabe von Immunglobulinen oder eine Chemoprophylaxe aufgeführt. Informationen zur Postexpositionsprophylaxe einzelner Infektionskrankheiten finden sich auch in den „RKI-Ratgebern" (www.rki.de/ratgeber).

5.2 Impfungen bei gehäuftem Auftreten oder Ausbrüchen von Meningokokken-Erkrankungen

» Unter einem „**Ausbruch von Meningokokken-Erkrankungen**" versteht man 2 oder mehr Erkrankungen der gleichen Serogruppe binnen 4 Wochen in einer Kindereinrichtung, Schulklasse, Spielgruppe oder einer Gemeinschaftseinrichtung mit haushaltsähnlichem Charakter (Wohnheim, Militärkaserne u.a.).

» Unter „**regional gehäuftem Auftreten**" versteht man 3 oder mehr Erkrankungen der gleichen Serogruppe binnen 3 Monaten:
- › in einem begrenzten Alterssegment der Bevölkerung (z.B. Jugendliche) eines Ortes oder
- › in einer Region mit einer resultierenden Inzidenz von ≥ 10/100.000 der jeweiligen Bevölkerung.

In Ergänzung zur Antibiotikaprophylaxe für enge Kontaktpersonen (s. Tab. 6, S. 104 ff., sowie Empfehlungen der Deutschen Gesellschaft für Pädiatrische Infektiologie – DGPI – oder des Nationalen Referenzzentrums (NRZ) für Meningokokken sowie im RKI-Ratgeber „Meningokokken") können die zuständigen Gesundheitsbehörden zusätzlich eine Impfprophylaxe empfehlen, sofern das gehäufte Auftreten oder der Ausbruch durch einen impfpräventablen Stamm hervorgerufen wurde. Begründet ist die Impfprophylaxe dadurch, dass die Möglichkeit des Auftretens weiterer Erkrankungen bis zu einigen Monaten nach Beginn der ersten Erkrankungen besteht.

Einbeziehen kann man bei einem Ausbruch in Analogie zur Antibiotikaprophylaxe die engen Kontaktpersonen in den Haushalten der Erkrankten und deren Intimpartner sowie die engen Kontaktpersonen in Kindereinrichtungen, Schulklassen, Spielgruppen und in Gemeinschaftseinrichtungen mit haushaltsähnlichem Charakter.

Bei regional gehäuftem Auftreten ist die Entscheidung der zuständigen Gesundheitsbehörden in Abwägung der epidemiologischen und zeitlichen Zusammenhänge der Erkrankungen, ihrer Altersverteilung, des Grades der öffentlichen Besorgnis und der Machbarkeit der Maßnahmen zu treffen.

Für die Impfungen können die zugelassenen Impfstoffe eingesetzt werden, die vor der verursachenden Serogruppe schützen (s. S. 53 f. Anmerkungen zu Meningokokken).

Bei jedem Verdacht auf eine Meningokokken-Meningitis sollte deshalb umgehend Material zur Erregerisolierung an ein geeignetes Labor gesendet werden. Das Gesundheitsamt sollte auf die möglichst schnelle Übersendung der isolierten Meningokokken an das NRZ dringen, um deren Feintypisierung zu gewährleisten und bei einer Häufung eine Impfprävention empfehlen zu können.

Tabelle 6: Postexpositionelle Impfungen sowie andere Maßnahmen der spezifischen Prophylaxe

Prophylaxe gegen	Indikation
Diphtherie	Für Personen mit engem (*face-to-face*) Kontakt zu Erkrankten.
	Bei Epidemien oder regional erhöhter Morbidität.
***Haemophilus influenzae* Typ b** (Hib)	Nach engem (*face-to-face*) Kontakt zu PatientInnen mit invasiver *Haemophilus-influenzae*-Typ-b-Infektion wird eine Chemoprophylaxe empfohlen: » für alle Haushaltsmitglieder der PatientInnen ab ≥ 1 Monat, wenn sich dort ein ungeimpftes oder unzureichend geimpftes Kind im Alter < 5 Jahren oder aber eine Person mit relevanter Immundefizienz befindet » für ungeimpfte in Gemeinschaftseinrichtungen exponierte Kinder < 5 Jahre » für alle Kinder unabhängig von Impfstatus und Alter sowie für BetreuerInnen derselben Gruppe einer Gemeinschaftseinrichtung für Kleinkinder, wenn dort innerhalb von etwa 2 Monaten ≥ 2 Fälle aufgetreten sind und in der Einrichtung nicht oder nicht ausreichend geimpfte Kinder betreut werden
Hepatitis A (HA)	Kontakt zu Hepatitis-A-Kranken (vor allem in Gemeinschaftseinrichtungen).

Anmerkungen (Packungsbeilage/Fachinformation beachten)
Chemoprophylaxe: Unabhängig vom Impfstatus präventive antibiotische Therapie, z. B. mit Erythromycin (s. RKI-Ratgeber „Diphtherie", www.rki.de/ratgeber > Diphtherie). Postexpositionelle Impfung, wenn letzte Impfung > 5 Jahre zurückliegt.
Impfung entsprechend den Empfehlungen der Gesundheitsbehörden.
Chemoprophylaxe: Rifampicin: **≥ 1 Monat:** 1 x 20 mg/kg Körpergewicht (maximal 600 mg) p. o. für 4 Tage **Erwachsene:** 1 x 600 mg p. o. für 4 Tage Da bei Schwangeren die Gabe von Rifampicin kontraindiziert ist, kommt hier zur Prophylaxe ggf. Ceftriaxon in Frage (1 x 250 mg i. m.). Falls eine Prophylaxe indiziert ist, sollte sie zum frühestmöglichen Zeitpunkt, spätestens 7 Tage nach Beginn der Erkrankung des Indexfalls, begonnen werden. Zusätzlich zur Chemoprophylaxe sollten ungeimpfte oder unvollständig geimpfte Kinder < 5 Jahren gegen Hib nachgeimpft werden.
Postexpositionelle Impfung mit monovalentem HAV-Impfstoff innerhalb von 14 Tagen nach Exposition: Nach einer Exposition von Personen, für die eine Hepatitis A eine besonders große Gefahr darstellt (z. B. chronisch HBV- oder HCV-Infizierte), sollte simultan mit der 1. Impfung ein Immunglobulin-Präparat gegeben werden. (s. a. RKI-Ratgeber „Hepatitis A", www.rki.de/ratgeber > Hepatitis A)

Tabelle 6 (Fortsetzung)

Prophylaxe gegen	Indikation
Hepatitis B (HB)	Verletzungen mit möglicherweise HBV-haltigen Gegenständen (z. B. Nadelstich) oder Blutkontakt mit Schleimhaut oder nichtintakter Haut.
	Neugeborene HBsAg-positiver Mütter oder von Müttern mit unbekanntem HBsAg-Status (unabhängig vom Geburtsgewicht).
Masern	Personen mit unklarem Impfstatus, ohne Impfung oder mit nur einer Impfung in der Kindheit nach Kontakt zu Masernkranken: » im Alter von 6–8 Monaten: ausnahmsweise nach individueller Risiko-Nutzen-Abwägung (*Off-label-use*) » im Alter von 9–10 Monaten » im Alter von 11 Monaten–17 Jahren » im Alter von ≥ 18 Jahren, nach 1970 Geborene. * MMR(V) = MMR-Impfung mit oder ohne Koadministration von VZV-Impfung.
	Ungeschützte Personen mit hohem Komplikationsrisiko bei kontraindizierter aktiver Impfung nach Kontakt zu Masernkranken: » Säuglinge im Alter von < 6 Monaten » Empfängliche Schwangere » Immundefiziente

Anmerkungen (Packungsbeilage/Fachinformation beachten)
s. postexpositionelle Hepatitis-B-Immunprophylaxe (Abb. 1, S. 112)
s. Anmerkungen zu einzelnen Impfungen (Kapitel 3.2, S. 40)
Impfung mit einem MMR(V)*-Impfstoff möglichst innerhalb von 3 Tagen nach Exposition; zur Anzahl der Impfstoffdosen und den Zeitpunkten der Verabreichung sind folgende altersspezifischen Hinweise zu beachten. » Impfung; die 2. und 3. Impfstoffdosis soll im Alter von 11 und 15 Monaten gegeben werden. » 1. Impfung; die 2. Impfung soll zu Beginn des zweiten Lebensjahres erfolgen. » Ungeimpfte bzw. Personen mit unklarem Impfstatus erhalten eine zweimalige Impfung im Abstand >4 Wochen; bisher einmal Geimpfte erhalten eine Impfung. » Ungeimpfte bzw. Personen mit unklarem Impfstatus oder mit nur einer Impfung in der Kindheit erhalten eine einmalige Impfung.
Postexpositionelle Gabe von Standardimmunglobulinen (*Off-label-use*) so schnell wie möglich, möglichst innerhalb von 6 Tagen nach Exposition: 1 x 400 mg/kg Körpergewicht i. v. Bei 6–8 Monate alten Säuglingen kann nach individueller Risiko-Nutzen-Abwägung statt der 1. Impfstoffdosis eine passive Immunisierung mit Immunglobulinen erwogen werden, z. B. wenn der Kontakt länger als 3 Tage her ist. Nach Immunglobulingabe ist die MMR-Impfung für 8 Monate nicht sicher wirksam. Dies sollte bei der Indikationsstellung berücksichtigt werden (s. a. Epid Bull 2/2017).

Tabelle 6 (Fortsetzung)

Prophylaxe gegen	Indikation
Meningo-kokken	Für Personen mit engem Kontakt zu einer Person, die an einer invasiven Meningokokken-Infektion (alle Serogruppen) erkrankt ist, wird eine Chemoprophylaxe empfohlen. Hierzu zählen: » alle Haushaltskontakte der PatientInnen » Personen mit Kontakt zu oropharyngealen Sekreten einer erkrankten Person » Kontaktpersonen in Kindereinrichtungen mit Kindern < 6 Jahre (bei guter Gruppentrennung nur bzgl. der betroffenen Gruppe) » Personen mit engen Kontakten in Gemeinschaftseinrichtungen mit haushaltsähnlichem Charakter (Internate, Wohnheime sowie Kasernen) Die Chemoprophylaxe ist indiziert, falls enge Kontakte mit dem Indexfall in den letzten 7 Tagen vor dessen Erkrankungsbeginn stattgefunden haben. Sie sollte möglichst bald nach der Diagnosestellung beim Indexfall erfolgen, ist aber bis zu 10 Tage nach letzter Exposition sinnvoll. Eine postexpositionelle Impfung wird zusätzlich zur Chemoprophylaxe **ungeimpften Haushaltskontakten oder engen Kontakten mit haushaltsähnlichem Charakter empfohlen**, wenn die Infektion des Indexfalls durch die Serogruppen A, C, W, Y oder B verursacht wurde. Die Impfung sollte sobald wie möglich nach Serogruppenbestimmung des Erregers beim Indexfall durchgeführt werden.

Anmerkungen (Packungsbeilage/Fachinformation beachten)

Chemoprophylaxe

Rifampicin:

Neugeborene: 2 x 5 mg/kg Körpergewicht p. o. für 2 Tage

Säuglinge, Kinder und Jugendliche bis 60 kg:

2 x 10 mg/kg Körpergewicht (max. ED 600 mg) p. o. für 2 Tage

Jugendliche und Erwachsene ab 60 kg:

2 x 600 mg p. o. für 2 Tage

Eradikationsrate: 72 90 %

oder

Ciprofloxacin:

≥ 18 Jahren: 1 x 500 mg p. o.

Eradikationsrate: 90–95 %

ggf. Ceftriaxon:

von 2–11 Jahren (< 50 kg): 1 x 125 mg i. m.

≥ 12 Jahren (≥ 50 kg): 1 x 250 mg i. m.

Eradikationsrate: 97 %

ggf. Azithromycin:

≥18 Jahren (vor allem für exponierte Schwangere): 1 x 500 mg p. o.

Eradikationsrate: 93 %

Da bei Schwangeren die Gabe von Rifampicin und Gyrasehemmern kontraindiziert ist, kommt bei ihnen zur Prophylaxe ggf. Ceftriaxon (1 x 250 mg i. m. oder i.v.) sowie Azithromycin (einmalig 500 mg p. o.) in Frage.

Ein Indexfall mit einer invasiven Meningokokken-Infektion sollte nach Abschluss der Therapie ebenfalls Rifampicin erhalten, sofern er nicht i. v. mit einem Cephalosporin der 3. Generation behandelt wurde.

Tabelle 6 (Fortsetzung)

Prophylaxe gegen	Indikation
Meningo-kokken *(Fortsetzung)*	
Mumps	» Ungeimpfte bzw. in der Kindheit nur einmal geimpfte Personen oder Personen mit unklarem Impfstatus mit Kontakt zu Mumpskranken
Pertussis	» Ungeimpfte Personen mit engen Kontakten zu einer erkrankten Person in Familie, Wohngemeinschaft oder einer Gemeinschaftseinrichtung » Geimpfte Personen mit engen Kontakten zu einer erkrankten Person, wenn sich in ihrer Umgebung gefährdete Personen (wie z. B. ungeimpfte oder nicht vollständig geimpfte Säuglinge, Kinder mit kardialen oder pulmonalen Grundleiden oder Schwangere im letzten Trimenon) befinden
Polio-myelitis	Alle Kontaktpersonen von Poliomyelitis-Erkrankten unabhängig von ihrem Impfstatus. Ein Sekundärfall ist Anlass für Riegelungsimpfungen.
Tetanus	s. Tabelle 8, S. 115

Anmerkungen (Packungsbeilage/Fachinformation beachten)
Postexpositionelle Impfung: » **Bei Serogruppe C:** Impfung mit einem Konjugat-Impfstoff ab dem Alter ≥ 2 Monaten nach den Angaben in den Fachinformationen (s. S. 54) » **Bei Serogruppe A, W oder Y:** Impfung mit Meningokokken-ACWY-Konjugat-Impfstoff, sofern für Altersgruppe zugelassen (s. S. 54) » **Bei Serogruppe B:** Impfung mit einem Meningokokken-B-Impfstoff nach den Angaben der Fachinformation, sofern für Altersgruppe zugelassen (s. S. 53 f.) (s. a. Neuerungen Epid Bull 33/2010 und Epid Bull 31/2012).
Einmalige Impfung mit MMR-Impfstoff (möglichst innerhalb von 3 Tagen nach Exposition).
Chemoprophylaxe mit einem Makrolid empfohlen (s. a. RKI-Ratgeber „Pertussis" unter www.rki.de/ratgeber > Pertussis).
Postexpositionelle Impfung mit IPV ohne Zeitverzug. Sofortige umfassende Ermittlung und Festlegung von Maßnahmen durch die Gesundheitsbehörde. Riegelungsimpfung mit IPV und Festlegung weiterer Maßnahmen durch Anordnung der Gesundheitsbehörden.

Tabelle 6 (Fortsetzung)

Prophylaxe gegen	Indikation
Tollwut	s. Tabelle 9, S. 116
Varizellen	1. Bei ungeimpften Personen mit negativer Varizellen-Anamnese und Kontakt zu Risikopersonen 2. Personen mit erhöhtem Risiko für Varizellen-Komplikationen, dazu zählen: » ungeimpfte Schwangere ohne Varizellen-Anamnese » immundefiziente Personen mit unsicherer oder fehlender Varizellen-Immunität » Neugeborene, deren Mütter 5 Tage vor bis 2 Tage nach der Entbindung an Varizellen erkrankten » Frühgeborene ab der 28. Schwangerschaftswoche, deren Mütter keine Immunität aufweisen, nach Exposition in der Neonatalperiode » Frühgeborene, die vor der 28. Schwangerschaftswoche geboren wurden, nach Exposition in der Neonatalperiode, unabhängig vom Immunitätsstatus der Mutter

5.3 Postexpositionelle Hepatitis-B-Immunprophylaxe

Im Fall einer Exposition gegenüber dem Hepatitis B-Virus (HBV) ist eine schnelle Prophylaxe erforderlich. Die nachfolgenden Hinweise sind für die arbeitsmedizinische Anwendung formuliert und können analog auf andere Bereiche übertragen werden.

Ein Infektionsrisiko besteht bei Stich- und Schnittverletzungen (insbesondere mit Hohlnadeln) und bei Blutkontakt mit Schleimhaut oder nicht intakter Haut. Jedes Ereignis dieser Art (z.B. im Gesundheitsdienst beim Umgang mit infizierten PatientInnen, nachfolgend als Indexfall bezeichnet) sollte durch die Beschäftigten (nachfolgend als Exponierte bezeichnet) als Arbeitsunfall gemeldet werden. Der HBsAg-Status des Indexfalls und der Hepatitis-B-Impfstatus der Exponierten sollten ermittelt werden.

Anmerkungen (Packungsbeilage/Fachinformation beachten)
Postexpositionelle Impfung innerhalb von 5 Tagen nach Exposition** oder innerhalb von 3 Tagen nach Beginn des Exanthems beim Indexfall. Unabhängig davon sollte der Kontakt zu Risikopersonen (wie z. B. die unter 2. Genannten) unbedingt vermieden werden. Postexpositionelle Gabe von Varizella-Zoster-Immunglobulin (VZIG) sobald wie möglich und nicht später als 96 h nach Exposition.** VZIG kann den Ausbruch einer Erkrankung verhindern oder deutlich abschwächen. Für Dosierung und Applikation von VZIG sind die Angaben in den Fachinformationen zu beachten! Die postexpositionelle Gabe von VZIG kann ggf. in Verbindung mit antiviraler Chemoprophylaxe erfolgen. ** Exposition heißt, Kontakt mit infektöser Person: ≥ 1 Stunde in einem Raum, *face-to-face*-Kontakt, Haushaltskontakt.

Die weiteren Maßnahmen hängen vom HBsAg-Status des Indexfalls ab:

1. Der **Indexfall ist HBsAg-negativ:** Weitere Maßnahmen bzgl. Hepatitis B erübrigen sich.* Sind Exponierte ungeimpft oder unvollständig geimpft, sollte die Grundimmunisierung begonnen bzw. komplettiert werden.
2. Der **Indexfall ist HBsAg-positiv:** Das weitere Vorgehen ist abhängig vom Impfstatus der Exponierten und ist weiter unten erläutert.
3. Der **HBsAg-Status des Indexfalls ist unbekannt:** Hier sollte umgehend (innerhalb von 48 h) HBsAg beim Indexfall bestimmt

* Sehr selten können auch HBsAg-negative Personen infektiös sein. Aus Kosteneffektivitätsgründen scheint eine routinemäßige Testung aller Indexfälle auf HBV-DNA nicht praktikabel.

werden. In Abhängigkeit vom Testergebnis sollte wie unter 1. bzw. 2. beschrieben vorgegangen werden. Ist eine Testung nicht innerhalb von 48 h oder gar nicht möglich (z. B. Stich erfolgte durch Kanüle im Müllsack), wird der Indexfall grundsätzlich als HBsAg-positiv eingestuft, d. h. weiteres Vorgehen abhängig vom Impfstatus der Exponierten (s. u.).

Das nachfolgend beschriebene Vorgehen ist zusätzlich in Form eines Fließschemas (s. Abb. 1, S. 112) dargestellt.

Für vollständig geimpfte Exponierte gilt:

Vorgehen in Abhängigkeit vom letzten Anti-HBs-Wert:

» *Anti-HBs wurde innerhalb der letzten 10 Jahre gemessen:*
 › Anti-HBs war ≥ 100 IE/l: keine Maßnahmen
 › Anti-HBs war 10–99 IE/l: Sofortige Bestimmung des aktuellen Anti-HBs-Wertes, das weitere Vorgehen ist vom Testergebnis abhängig (s. Tab. 7, S. 111).
 › Anti-HBs war < 10 IE/l: Blutentnahme (Bestimmung von: HBsAg, Anti-HBc, Anti-HBs), danach sofort simultane Gabe von HB-Impfstoff und HB-Immunglobulin, ohne das Testergebnis abzuwarten.**
 Ausnahme: Wenn zu einem früheren, d. h. mehr als 10 Jahre zurückliegenden Zeitpunkt schon einmal ein Anti-HBs ≥ 100 IE/l gemessen wurde, sollte nur HB-Impfstoff (kein HB-Immunglobulin) gegeben werden (s. a. Fließschema Abb. 1, S. 112).

» *Anti-HBs wurde zuletzt vor mehr als 10 Jahren oder noch nie gemessen (oder Ergebnis ist unbekannt):* Sofortige Bestimmung des aktuellen Anti-HBs-Wertes. Das weitere Vorgehen ist vom Testergebnis abhängig (s. Tab. 7, S. 111).

Für unvollständig geimpfte Exponierte gilt:

» Sofortige Bestimmung des aktuellen Anti-HBs-Wertes. Das weitere Vorgehen ist vom Testergebnis abhängig (s. Tab. 7, S. 111).

** Ein isoliert positives Ergebnis des Anti-HBc-Tests erfordert u. U. weitere diagnostische Abklärung. Eine erforderliche Impfung darf dadurch nicht verzögert werden.

Durchführung der fehlenden Impfungen (gegebenenfalls kann ein verkürztes Impfschema angewandt werden, s. Fachinformation).

Für ungeimpfte Exponierte und bekannte „Non-Responder" (d. h. dauerhaft Anti-HBs < 10 IE/l) gilt:

- Blutentnahme (Bestimmung von: HBsAg, Anti-HBc, Anti-HBs), danach sofort simultane Gabe von HB-Impfstoff und HB-Immunglobulin, ohne das Testergebnis abzuwarten.*
- Bei ungeimpften Personen sollten 2 weitere Impfstoffdosen (im Anschluss an die Erstimpfung) nach dem konventionellen Impfschema gegeben werden, um eine vollständige Grundimmunisierung zu erreichen. Die Antikörperantwort auf die HB-Impfung wird durch eine ggf. erfolgte simultane Immunglobulingabe nicht beeinträchtigt.

Tabelle 7: Hepatitis-B-Immunprophylaxe nach Exposition in Abhängigkeit vom aktuellen Anti-HBs-Wert (Fließschema Abb. 1, S. 112 und Text beachten!)

Aktueller Anti-HBs-Wert		Erforderlich ist die Gabe von	
		HB-Impfstoff**	HB-Immunglobulin
≥ 100 IE/l		Nein	Nein
10–99 IE/l		Ja	Nein
< 10 IE/L od. nicht innerhalb von 48 Stunden zu bestimmen	und Anti-HBs war ≥ 100 IE/l zu einem früheren Zeitpunkt	Ja	Nein
	und Anti-HBs war nie ≥ 100 IE/l oder unbekannt	Ja	Ja

* Ein isoliert positives Ergebnis des Anti-HBc-Tests erfordert u. U. weitere diagnostische Abklärung. Eine erforderliche Impfung darf dadurch nicht verzögert werden.

** Nicht alle HB-Impfstoffe sind zur Immunprophylaxe zugelassen

Abbildung 1: Vorgehen zur postexpositionellen Hepatitis-B-Immunprophylaxe (Einzelheiten s. Text)

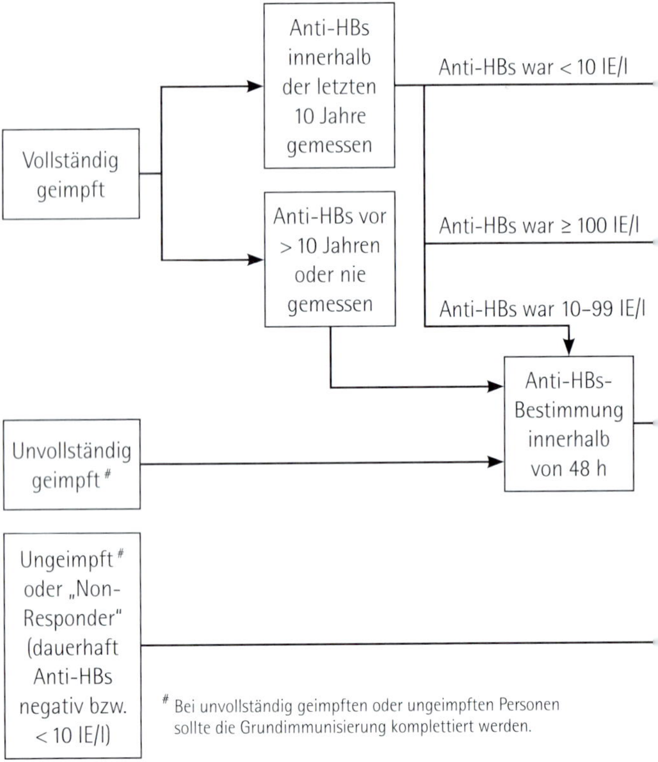

5.4 Postexpositionelle Tetanus-Immunprophylaxe

Auch Bagatellverletzungen können Eintrittspforten für *Clostridium te-*

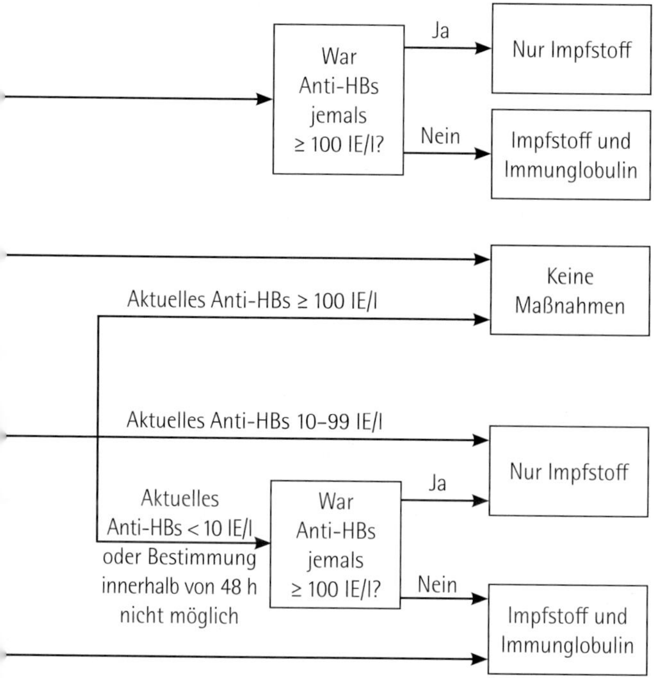

tani und dessen Sporen sein und sollten immer Anlass für behandelnde ÄrztInnen sein, den Tetanus-Impfstatus zu überprüfen (s. Tab. 8, S. 115). Falls erforderlich, sind postexpositionelle Tetanus-Impfungen unverzüglich durchzuführen. Fehlende Impfungen der Grundimmunisierung sind unbedingt nachzuholen (s. Kapitel 6.10 „Altersabhängige Empfehlungen zur Durchführung von Nachholimpfungen").

5.5 Postexpositionelle Tollwut-Immunprophylaxe

Ausführliche Informationen zur Tollwut-Epidemiologie in Deutschland finden sich im Epid Bull 8/2011.

Anmerkungen zur postexpositionellen Tollwut-Immunprophylaxe

» Möglicherweise kontaminierte Körperstellen und alle Wunden sind unverzüglich und großzügig über mindestens 15 Minuten mit Seife oder Detergenzien zu reinigen, mit Wasser gründlich zu spülen und mit 70 %igem Alkohol oder einem Jodpräparat zu behandeln. Wunden sollten möglichst nicht primär genäht werden.

» Ab Expositionsgrad II erfolgt die Immunisierung mit einem Tollwut-Impfstoff nach einem für die Postexpositionsprophylaxe indizierten Schema entsprechend den Fachinformationen.

» Bei Expositionsgrad III werden bei Personen, die keinen aktuellen Tollwutimpfschutz haben, zusätzlich zur Immunisierung humane **Tollwut-Immunglobuline verabreicht mit 20 IE/kg Körpergewicht**. Dazu wird vom Tollwut-Immunglobulin so viel wie möglich intramuskulär in und um die Wunde instilliert und die verbleibende Menge in den *M. vastus lateralis* verabreicht.

» Falls eine indizierte Tollwut-Immunglobulin-Gabe beim ersten Impftermin versäumt wurde, kann diese bis zu 7 Tage nach der ersten Tollwut-Impfstoffdosis nachgeholt werden.

» Bei erneuter Exposition einer Person, die bereits vorher mit Tollwut-Zellkulturimpfstoffen geimpft wurde, sind die Angaben des Herstellers zu beachten.

» Bei unvollständiger Impfanamnese wird entsprechend Tabelle 9 (S. 116) eine vollständige Immunprophylaxe durchgeführt.

» Bei gegebener Indikation ist die Immunprophylaxe unverzüglich durchzuführen; kein Abwarten bis zur Klärung des Infektionsverdachts

Tabelle 8: Tetanus-Immunprophylaxe im Verletzungsfall

	Dokumentierter Tetanus-Impfstatus	Zeit seit letzter Impfung	TDaP/Tdap[2,5]	Tetanusimmunglobulin (TIG)[3]
Saubere geringfügige Wunden	ungeimpft oder unbekannt		Ja	Ja
	< 3 Dosen		Ja[4]	Nein
	≥ 3 Dosen	≥ 10 Jahre	Ja	Nein
		< 10 Jahre	Nein	Nein
Alle anderen Wunden[1]	< 3 Dosen oder unbekannt		Ja[4]	Ja
	≥ 3 Dosen	≥ 5 Jahre	Ja	Nein
		< 5 Jahre	Nein	Nein

1 Tiefe und/oder verschmutzte (mit Staub, Erde, Speichel, Stuhl kontaminierte) Wunden, Verletzungen mit Gewebszertrümmerung und reduzierter Sauerstoffversorgung oder Eindringen von Fremdkörpern (z.B. Quetsch-, Riss-, Biss-, Stich-, Schusswunden), schwere Verbrennungen und Erfrierungen, Gewebsnekrosen, septische Aborte.

2 Kinder unter < 6 Jahre erhalten einen Kombinationsimpfstoff mit DTaP, ältere Kinder und Jugendliche Tdap. Erwachsene erhalten ebenfalls Tdap, wenn sie noch keine Pertussis-Impfung im Erwachsenenalter (≥ 18 Jahre) erhalten haben oder sofern eine aktuelle Indikation für eine Pertussis-Impfung besteht (s. Tab. 2, S. 12)

3 TIG = Tetanus-Immunglobulin. TIG (im Allgemeinen 250 IE) wird simultan mit einer TDaP- bzw. Tdap-Impfstoffdosis aber kontralateral appliziert. Die TIG-Dosis kann auf 500 IE erhöht werden bei:
(a) infizierten Wunden, bei denen eine angemessene chirurgische Behandlung nicht innerhalb von 24 h gewährleistet ist; (b) tiefen oder kontaminierten Wunden mit Gewebszertrümmerung und reduzierter Sauerstoffversorgung; (c) Eindringen von Fremdkörpern (z.B. Biss-, Stich- oder Schusswunden); (d) schweren Verbrennungen und Erfrierungen, Gewebsnekrosen und septischen Aborten.

4 Für PatientInnen, bei denen die Grundimmunisierung begonnen, aber noch nicht abgeschlossen ist (z.B. Säuglinge), muss der Abstand zur letzten Impfstoffdosis berücksichtigt werden. Eine postexpositionelle Impfung am Tag der Wundversorgung ist nur sinnvoll, wenn der Abstand zu der vorhergehenden Impfstoffdosis mindestens 28 Tage beträgt. Bezüglich des Abschlusses einer Grundimmunisierung gelten die Nachholimpfempfehlungen der STIKO.

5 Nach Mitteilungen der Deutschen Gesetzlichen Unfallversicherung (DGUV) von April 2018 werden die Kosten für Tetanus-Kombinationsimpfungen generell übernommen, soweit nach Empfehlungen der STIKO nach einem Arbeitsunfall eine Tetanus-Prophylaxe erforderlich ist.

beim Tier. Wird der Tollwutverdacht beim Tier durch tierärztliche Untersuchung entkräftet, kann die Impfserie abgebrochen oder als präexpositionelle Impfung weitergeführt werden.

» Aufgrund der großen Variabilität der Inkubationszeit, die zwischen < 10 Tagen und > 1 Jahr betragen kann, ist bei begründetem Verdacht eine Postexpositionsprophylaxe auch Wochen bis Monate nach Exposition noch sinnvoll.
» Zu beachten ist die Überprüfung der Tetanus-Impfdokumentation und ggf. die gleichzeitige Tetanus-Immunprophylaxe (s. Tab. 8, S. 115).

Tabelle 9: Postexpositionelle Tollwut-Immunprophylaxe bei Immungesunden

Grad der Exposition	Art der Exposition durch ein tollwutverdächtiges oder tollwütiges Wild- oder Haustier oder eine Fledermaus
I	Berühren/Füttern von Tieren, Belecken der intakten Haut.
II	Nicht blutende, oberflächliche Kratzer oder Hautabschürfungen, Lecken oder Knabbern an der nicht intakten Haut.
III	Bissverletzungen oder Kratz wunden, Kontakt von Schleim häuten oder Wunden mit Speichel (z. B. durch Lecken), Verdacht auf Biss oder Kratzer durch eine Fledermaus oder Kontakt der Schleimhäute mit einer Fledermaus.

[1] Bei Grad-II-Exposition sollte eine Immunisierung mit einem Tollwut-Impfstoff nach einem der unten angegebenen Schemata erfolgen; bei Grad-III-Exposition sollte zusätzlich simultan eine Verabreichung von Tollwut-Immunglobulin an Tag 0 erfolgen.

[2] Bei Personen mit einer vollständigen präexpositionellen Grundimmunisierung sollte die Immunprophylaxe im Fall einer Grad-II- oder Grad-III-Exposition aus zwei Impfstoffdosen an den Tagen 0 und 3 bestehen. Eine Immunglobulingabe ist nicht erforderlich.

[3] Für die Immunisierung stehen in Deutschland zwei Impfstoffe zur Verfügung: Rabipur und Tollwut-Impfstoff (HDC) inaktiviert.

» **Personen mit Immundefizienz** sollten ab Expositionsgrad II immer mit einer Tollwutimpfserie (Anzahl der und Zeitintervalle zwischen den Impfstoffdosen entsprechend den Fachinformationen) geimpft werden, auch bei vollständig abgeschlossener präexpositioneller Grundimmunisierung. Die simultane Gabe des Tollwut-Immunglobulins an Tag 0 ist bei dieser Personengruppe bereits ab Grad II-Exposition indiziert. Zwei bis vier Wochen nach der letzten Impfstoffdosis sollte mittels Antikörperkontrolle überprüft werden, ob ggf. eine zusätzliche Impfstoffdosis notwendig ist.

Postexpositionelle Immunprophylaxe (Fachinformation beachten)	
Nicht oder nur unvollständig vorgeimpfte Personen[1]	Vollständig grundimmunisierte Personen[2]
Keine Impfung.	Keine Impfung.
Tollwut-Impfserie.[3]	Immunisierung mit zwei Impfstoffdosen im Abstand von 3 Tagen.
Tollwut-Impfserie,[3] simultan Verabreichung von Tollwut-Immunglobulin (20 IE/kg Körpergewicht).	Immunisierung mit zwei Impfstoffdosen im Abstand von 3 Tagen.

Von der WHO werden zwei mögliche Schemata für Impfserien zur PEP für nicht oder nur unvollständig vorgeimpfte Personen empfohlen:
Essen-Schema: je 1 Impfstoffdosis an den Tagen 0, 3, 7, 14 und 28
Zagreb-Schema: 2 Impfstoffdosen am Tag 0 (zeitgleich), je eine weitere Impfstoffdosis an den Tagen 7 und 21 (0, 0, 7, 21).
Das Zagreb-Schema ist sowohl für Rabipur als auch für Tollwutimpfstoff (HDC) inaktiviert durch die Zulassung gedeckt.

6. Empfehlungen zu Nachholimpfungen
bei Kindern, Jugendlichen und Erwachsenen mit unvollständigem oder unbekanntem Impfstatus

6.1 Vorbemerkung

Die vorliegenden Hinweise basieren auf den Empfehlungen zu Standardimpfungen für Säuglinge, Kinder, Jugendliche und Erwachsene (s. Impfkalender, S. 8).

Die Hinweise sollen ÄrztInnen im Praxisalltag eine Hilfestellung geben, welche Impfungen bei ungeimpften bzw. verspätet oder unvollständig geimpften Personen erforderlich sind, um den altersentsprechend empfohlenen Impfschutz zu erreichen. Evidenzbasierte Empfehlungen können bei diesen Fragestellungen häufig nicht gegeben werden, da es oft keine methodologisch hochwertigen Studien zur Impfeffektivität bei irregulären Impfschemata gibt. Die hier aufgeführten Empfehlungen beruhen daher überwiegend auf langjähriger Erfahrung und Expertise der Mitglieder der STIKO.

Weitere Expertenmeinungen sowie Empfehlungen ausländischer Impf kommissionen[O,P,T-X] wurden berücksichtigt. Die Literatur ist am Ende des Kapitels „Empfehlungen zu Nachholimpfungen" referenziert.

Jeder Arztbesuch von Kindern, Jugendlichen und Erwachsenen sollte dazu genutzt werden, den Impfstatus zu überprüfen und fehlende Impfungen möglichst umgehend nachzuholen.

6.2 Ungeimpfte und Personen mit unklarem Impfstatus

Die Tabellen 10 A–E (s. S. 125 ff.) geben einen Überblick über die empfohlenen Impfungen und das entsprechende Impfschema in verschiedenen Altersgruppen. In den angegebenen Altersgruppen sind altersabhängige Besonderheiten der Impfempfehlungen sowie Anwendungshinweise aus den Fachinformationen der zugelassenen Impfstoffe berücksichtigt. Maßgeblich für die erforderlichen Impfungen ist das **Alter zu Beginn der Nachholimpfserie**.

6.3 Teilgeimpfte Personen

Bei teilimmunisierten Kindern, Jugendlichen und Erwachsenen zählen bisher dokumentierte Impfungen, sofern der Mindestabstand zwischen den einzelnen Impfstoffdosen nicht unterschritten wurde. Für einen lang dauernden Impfschutz ist es von besonderer Bedeutung, dass bei der Erst- bzw. Grundimmunisierung (G) der empfohlene Mindestabstand zwischen vorletzter und letzter Impfung (meist 6 Monate) nicht unterschritten wird. Unter dieser Voraussetzung gilt:

Jede Impfung zählt!

Dies bedeutet, dass es grundsätzlich keine unzulässig großen Abstände zwischen den Impfungen gibt. In der Regel muss auch bei einer für viele Jahre unterbrochenen Grundimmunisierung – z. B. gegen Diphtherie, FSME, Tetanus, Poliomyelitis, Hepatitis B – die Impfserie nicht neu begonnen werden. Auch eine nicht rechtzeitig gegebene Auffrischimpfung kann zu einem späteren Zeitpunkt nachgeholt werden.

Unter Berücksichtigung des aktuellen **Alters**, der Anzahl und der Zeitpunkte früher durchgeführter Impfungen sollte ein individueller Impfplan erstellt werden.

Bei Impfungen, die nur bis zu einem bestimmten Alter empfohlen werden (Pneumokokken für Säuglinge/Kinder, Hib, Rotavirus), wird eine unvollständige Grundimmunisierung dann nicht fortgesetzt, wenn die zu impfende Person dieses Alter inzwischen überschritten hat. Eine unvollständige HPV-Impfserie soll hingegen auch nach dem 18. Geburtstag komplettiert werden (Kostenübernahme klären).

6.4 Vorgehen bei fehlender Impfdokumentation

Ist der Impfausweis nicht auffindbar, sollte versucht werden, die Informationen zu früher durchgeführten Impfungen aus ärztlichen Unterlagen zu ermitteln. Gegebenenfalls kann auf Basis der dokumentierten Impfanamnese ein neuer Impfausweis ausgestellt werden.

Dem Problem fehlender Impfdokumente begegnet man in der Praxis auch häufig bei kürzlich zugewanderten Kindern, Jugendlichen oder Erwachsenen. Einen Überblick über die aktuellen Impfempfehlungen im Herkunftsland bietet die WHO-Internetseite unter: https://apps.who.int/immunization_monitoring/globalsummary/schedules und auf der ECDC-Internetseite https://vaccine-schedule.ecdc. europa.eu/Pages/Scheduler.aspx, wo die nationalen Impfpläne aller Länder aufgelistet sind. Grundsätzlich gilt, dass Impfungen, die nicht dokumentiert sind, den STIKO-Empfehlungen entsprechend nachgeholt werden sollen.

Bei unbekanntem Impfstatus, das heißt bei fehlender oder unvollständiger Dokumentation von Impfungen, ist im Interesse der zu schützenden Person von fehlenden Impfungen auszugehen. Anamnestische Angaben zu bisherigen Impfungen oder durchgemachten Krankheiten (z. B. Masern, Mumps, Röteln) sind mit Ausnahme von Varizellen (s. u.) oft unzuverlässig und sollten bei der Planung von Nachholimpfungen nicht berücksichtigt werden. In Einzelfällen ist ein hiervon abweichendes Vorgehen vertretbar.

6.5 Anamnestische Angaben zu Varizellen

Die anamnestischen Angaben zu Varizellen (Windpocken) sind meist zuverlässig. Studien belegen, dass die Angabe einer früher durchgemachten Varizellen-Erkrankung mit typischem klinischem Bild eine hohe Aussagekraft besitzt.[Q] Nach anamnestisch durchgemachten Windpocken ist die Varizellen-Impfung nicht erforderlich. In Zweifelsfällen sollte die Varizellen-Impfung jedoch durchgeführt werden, da insbesondere bei Jugendlichen und jungen Erwachsenen Komplikationen der Varizellen (z. B. Pneumonie, Enzephalitis, Risiko der Fetopathie bei Erkrankungen in der Schwangerschaft) zunehmen.[R] Bei Personen, die aus tropischen Ländern, insbesondere Südostasien einreisen, ist zu beachten, dass eine Immunität gegenüber Varizellen bei Jugendlichen und jungen Erwachsenen dort deutlich seltener besteht als in Europa.

6.6 Indikation für serologische Antikörperbestimmungen

Serologische Kontrollen zur Klärung der Notwendigkeit von Nachholimpfungen sind nur in Ausnahmefällen sinnvoll, da die in klinischen Laboratorien verwendeten Testmethoden häufig keine ausreichende Sensitivität und Spezifität aufweisen. Für manche impfpräventablen Krankheiten (z. B. Pertussis) existiert kein sicheres serologisches Korrelat, das als Surrogatmarker für Immunität geeignet wäre. Ferner lässt die Antikörperkonzentration keinen Rückschluss auf eine möglicherweise bestehende zelluläre Immunität zu. Grundsätzlich gilt, dass routinemäßige Antikörperbestimmungen vor oder nach Standardimpfungen nicht angebracht sind. Ausnahmen bilden die Überprüfung des Impferfolges bei Personen mit Immundefizienz (s. Grundlagenpapier mit Anwendungshinweisen für Impfungen bei PatientInnen mit Immundefizienz (www.rki.de/immundefizienz) sowie zum Nachweis des Schutzes gegen Hepatitis B bei Personen mit einer Impfindikation gemäß Tabelle 2 (s. S. 18). Empfohlen werden Antikörperkontrollen außerdem zum Nachweis eines Varizellen-Schutzes bei Frauen mit Kinderwunsch und unklarer Varizellen-Anamnese.

6.7 Ist „Überimpfen" gefährlich?

Von zusätzlich verabreichten Impfstoffdosen geht in der Regel kein erhöhtes Risiko aus. Deshalb können zur Verringerung der notwendigen Injektionen Kombinationsimpfstoffe auch dann verwendet werden, wenn nicht alle enthaltenen Antigene/Impfstoffkomponenten erforderlich sind (s. a. Wahl der Impfstoffe). In Ausnahmefällen kann es nach wiederholter Gabe von Totimpfstoffen zu Nebenwirkungen wie einer ausgeprägten lokalen Unverträglichkeitsreaktion mit schmerzhafter Schwellung und Rötung der betroffenen Extremität (sogenanntes Arthus-Phänomen) kommen. Diese selbstlimitierende Reaktion tritt am ehesten bei hohen vorbestehenden Serum-Antikörperkonzentrationen nach sehr häufigen Impfungen mit Tetanus- und/oder Diphtherietoxoid auf. Nach dem Auftreten eines Arthus-Phänomens sollte vor weiteren Impfungen mit Td eine Antikörperbestimmung erfolgen. Für Pertussis-Antigene besteht z. B. dieses Risiko nicht.[S]

6.8 Wahl der Impfstoffe

Kombinationsimpfstoffe sind den monovalenten Impfstoffen vorzuziehen, weil dadurch die Anzahl der Injektionen reduziert, das Impfziel früher erreicht und die Akzeptanz von Impfungen gesteigert werden kann. Gegen bestimmte Krankheiten (Diphtherie im Kindesalter, Masern, Mumps, Röteln, Pertussis) sind in Deutschland aktuell keine monovalenten Impfstoffe verfügbar, sodass hier zwangsläufig Kombinationsimpfstoffe gegeben werden müssen (z. B. zum Nachholen einer fehlenden Mumps- oder Röteln-Impfung mit MMR-Impfstoff). Aufgrund der altersabhängigen Änderungen von Impfindikationen (z. B. *Haemophilus influenzae* Typ b bis zum Alter < 5 Jahre, Pneumokokken bis zum Alter < 2 Jahre und der Einschränkung der Anwendung von zugelassenen Impfstoffen auf bestimmte Altersgruppen sind für Nachholimpfungen meist individuelle Impfpläne notwendig.

Die 6-fach-Impfstoffe (DTaP-IPV-Hib-HepB) Infanrix hexa, Hexyon und Vaxelis können entsprechend den aktuellen Fachinformationen für die Grundimmunisierung und Auffrischimpfung von Säuglingen und Kleinkindern verwendet werden; ein konkretes Höchstalter ist nicht aufgeführt. Nach Aussage des PEI in seiner Funktion als nationale Zulassungsbehörde existiert in diesem Zusammenhang keine verbindliche Definition des Begriffs „Kleinkind". Die 5-fach-Impfstoffe (DTaP-IPV-Hib) Infanrix-IPV+Hib und Pentavac sind laut Fachinformationen ab dem Alter ≥ 2 Monate anwendbar; eine obere Altersgrenze ist nicht genannt (s. Tab. 11, S. 134 ff.). Zur Grundimmunisierung gegen *Haemophilus influenzae* Typ b reicht ab dem Alter ≥ 12 Monate eine Impfstoffdosis aus. Trotzdem können die üblichen 5-fach- bzw. 6-fach-Impfstoffe DTaP-IPV-Hib(-HepB) weiter verwendet werden, wenn dies zur Komplettierung der übrigen Impfungen zweckmäßig ist. Negative Auswirkungen aufgrund der überzähligen Hib-Impfstoffdosen sind nicht zu befürchten. Alternativ können fehlende Impfungen mit dem 3-fach-Impfstoff Infanrix (DTaP, zugelassen bis zum Alter < 6. Jahre) und – simultan oder zeitlich versetzt – mit monovalenten Impfstoffen gegen Hepatitis B und Poliomyelitis ergänzt werden. Eine mit einem bestimmten Kombinationsimpfstoff begonnene Impfserie kann mit Impfstoffen eines anderen Herstellers vervollständigt werden.

Für die Hepatitis-B-Impfung werden je nach Lebensalter unterschiedlich dosierte Impfstoffe verwendet (Fachinformation beachten).

6.9 Impfungen gegen Tetanus, Diphtherie, Poliomyelitis und Pertussis ab dem Alter von 5 Jahren

Ein Schutz gegen Pertussis kann bei älteren Kindern und Erwachsenen bereits durch die einmalige Gabe eines Kombinationsimpfstoffs mit Pertussis-Komponente erreicht werden, weil bei der derzeitigen Durchseuchung mit Bordetella pertussis die zu impfende Person im Allgemeinen nicht mehr immunologisch naiv gegen Pertussis ist. In einer Studie wurde bei über 90 % der Geimpften ab dem Alter von 11 Jahren bereits durch eine Impfstoffdosis eine Immunantwort induziert.[P] Entsprechende Hinweise finden sich auch in den Fachinformationen der betreffenden Impfstoffe.

Ab ≥ 5 Jahren sollen für Impfungen gegen Diphtherie und Pertussis Impfstoffe mit reduzierter Antigenmenge (d statt D und ap statt aP) verwendet werden. Während die Td-Impfstoffe (Td-Impfstoff Mérieux, Td-pur) und der monovalente IPV-Impfstoff (IPV-Mérieux) nach den Fachinformationen zur Grundimmunisierung zugelassen sind, sind die entsprechenden Kombinationsimpfstoffe mit Pertussis-Komponente (**Tdap:** Boostrix, Covaxis, **Tdap-IPV:** Boostrix-Polio, Repevax) primär zur Auffrischimpfung vorgesehen.

Nach Auffassung des PEI ist mit dem Begriff „Grundimmunisierung" nur die Erstimmunisierung im Säuglings- und frühen Kleinkindalter gemeint, für die Impfstoffe mit höherem Diphtherie- und Pertussis-Antigengehalt (groß D bzw. groß P) verwendet werden sollen. Das PEI hat – in seiner Funktion als Zulassungsbehörde für Impfstoffe – festgestellt, dass die oben genannten ap-haltigen Impfstoffe zur Erstimmunisierung von älteren Kindern, Jugendlichen und Erwachsenen mit unbekannten Impfstatus bzw. ohne bisherige Impfung gegen Tdap-(IPV) verwendet werden können.

Der Gebrauch von Boostrix (Tdap), Boostrix-Polio (Tdap-IPV), Covaxis (Tdap) und Repevax (Tdap-IPV) ist zur Erstimmunisierung ab dem jugendlichen Alter ≥ 12 Jahre von der Zulassung gedeckt.

Wenn die aufgeführten Impfstoffe außerhalb der genannten Altersgrenzen verwendet werden, sollte über den *Off-label-use* entsprechend aufgeklärt (*Off-label-use* s. Kapitel 4.2, S. 68) und dies auch schriftlich dokumentiert werden.

Für Auffrischimpfungen können alle genannten Impfstoffe für das in der jeweiligen Zulassung genannte Alter ohne Einschränkung verwendet werden. Dies schließt die Vervollständigung einer früher begonnenen Impfserie ein.

Die STIKO hat Hinweise zur „Anwendung von Tdap- bzw. Tdap-IPV-Impfstoffen für die Erstimmunisierung von Personen" in einer Stellungnahme im Epid Bull 4/2016 veröffentlicht.

6.10 Altersabhängige Empfehlungen zur Durchführung von Nachholimpfungen

In den Tabellen 10 A–E sind die empfohlenen Nachholimpfungen bei Kindern, Jugendlichen und Erwachsenen mit fehlender Erst- bzw. Grundimmunisierung aufgeführt. Es ist die jeweilige **Tabelle für das aktuelle Alter zu benutzen**.

N nachzuholende Impfstoffdosis
A Auffrischimpfung
G Grundimmunisierung
Hib *Haemophilus influenzae* Typ b
MMR Masern, Mumps, Röteln
HPV Humane Papillomviren

Tabelle 10A: Kinder im Alter von < 12 Monaten

Impfung	Mindestabstand in Monaten zur vorangegangenen Impfstoffdosis			Alter in Jahren	
	0	2	6	5–8	9–16
Tetanus	N1	N2	N3	A1	A2
Diphtherie (D)	N1	N2	N3	A1	A2
Pertussis (aP)	N1	N2	N3	A1	A2
Hib	N1	N2	N3		
Poliomyelitis	N1	N2	N3		A1
Hepatitis B	N1	N2	N3		
Pneumokokken	N1	N2	N3		

Kinder im Alter von < 12 Monaten

Fehlende DTaP-IPV-Hib-HepB- und Pneumokokkenkonjugat-Impfstoffdosen werden nachgeholt. Für eine vollständige DTaP-IPV-Hib-HepB- und Pneumokokken-Grundimmunisierung sollen je 2 Impfstoffdosen in zweimonatigem Abstand und eine 3. Impfstoffdosis mit dem jeweiligen Impfstoff im Abstand von ≥ 6 Monaten zur vorangegangenen Impfung verabreicht werden (Impfstoffe mit altersentsprechendem Antigengehalt verwenden, s. Tab. 11, S. 134 ff.).

Die Rotavirus-Impfserie kann nur in einem kurzen Zeitfenster nachgeholt werden, da die 1. Impfstoffdosis bis zum Alter von 12 Wochen und die letzte Dosis je nach verwendetem Impfstoff vorzugsweise bis zum Alter von 16 Wochen (Rotarix) bzw. 20–22 Wochen (RotaTeq) verabreicht werden sollte (s. Fachinformationen). Die Impfserie muss bis zum Alter von 24 (Rotarix) bzw. 32 (RotaTeq) Wochen abgeschlossen sein.

Weitere Impfungen erfolgen gemäß dem allgemeinen Impfkalender der STIKO.

Tabelle 10B: Kinder im Alter von ≥ 12 Monaten bis < 5 Jahre

Impfung	Mindestabstand in Monaten zur vorangegangenen Impfstoffdosis			Alter in Jahren	
	0	1–2[a]	6	5–16	
Tetanus	N1	N2	N3	A1[b]	A2[b]
Diphtherie (D)	N1	N2	N3	A1[b]	A2[b]
Pertussis (aP)	N1	N2	N3	A1[b]	A2[b]
Hib	N1				
Poliomyelitis	N1	N2	N3		A1[c]
Hepatitis B	N1	N2	N3		
Pneumokokken[d]	N1	N2 (Impfabstand ≥ 8 Wochen)			
Meningokokken C	N1				
MMR[e]	N1	N2			
Varizellen[e]	N1	N2			

[a] Impfabstand abhängig vom Impfstoff oder der Indikation.
[b] Auffrischimpfung 5–10 Jahre nach der letzten Dosis der Grundimmunisierung bzw. nach einer vorangegangenen Auffrischimpfung.
[c] Die Auffrischimpfung soll im Alter von 9–16 Jahren erfolgen.
[d] Die Pneumokokken-Impfung ist ab dem Alter ≥ 24 Monaten nicht mehr als Standardimpfung empfohlen und wird auch nicht nachgeholt.
[e] Ab dem Alter ≥ 11 Monaten.

Kinder im Alter von ≥ 12 Monaten bis < 5 Jahre

Für eine vollständige DTaP-IPV-Hib-HepB- und Pneumokokken-Grundimmunisierung sollen je 2 Impfstoffdosen in zweimonatigem Abstand und eine 3. Impfstoffdosis mit dem jeweiligen Impfstoff im Abstand von ≥ 6 Monaten zur vorangegangenen Impfung verabreicht werden (Impfstoffe mit altersentsprechendem Antigengehalt verwenden, s. Tab. 11, S. 134 ff.). Auffrischimpfungen werden im Alter von 5–6 Jahren (frühestens 2 Jahre nach der 3. Impfstoffdosis) und mit 9–16 Jahren gegeben. Ab dem Alter von 12 Monaten sind für Hib nur noch eine Impfstoffdosis und für Pneumokokken nur noch 2 Impfstoffdosen (im Abstand von 8 Wochen) erforderlich. Ab dem Alter von ≥ 2 Jahren ist eine Pneumokokken-Impfung nur noch für Kinder mit besonderem Risiko empfohlen (Indikationsimpfung). Zusätzlich erfolgen 2 MMR- und Varizellen-Impfungen im Abstand von 4–6 Wochen und eine Meningokokken-C-Konjugatimpfung. Aufgrund eines leicht erhöhten Risikos von Fieberkrämpfen nach der Erstimpfung mit MMRV-Kombinationsimpfstoff im Vergleich zu einer simultanen Gabe von MMR- und V-Impfstoff sollte für die 1. Impfung von Kindern < 5 Jahre die getrennte MMR- und V-Impfung bevorzugt werden. Die 2. Impfung gegen MMR und V kann mit dem MMRV-Kombinationsimpfstoff oder simultan mit einem MMR- und V-Impfstoff erfolgen.

Tabelle 10C: Kinder im Alter von ≥ 5 bis < 11 Jahre

Impfung	Mindestabstand in Monaten zur vorangegangenen Impfstoffdosis			Alter in Jahren
	0	1	6	10–17
Tetanus	N1	N2	N3	A1[a]
Diphtherie (d)	N1	N2	N3	A1[a]
Pertussis (ap)[b]	N1	N2	N3	A1[a]
Poliomyelitis	N1	N2	N3	A1
Hepatitis B	N1	N2	N3	
Meningokokken C	N1			
MMR	N1	N2		
Varizellen	N1	N2		
HPV[c] (Kinder und Jugendliche) ab 9 Jahren	G1		G2	

[a] Je nach Alter bei Abschluss der Grundimmunisierung sind auch 2 Auffrischimpfungen bis zum Erreichen des Erwachsenenalters möglich (Abstand zwischen G und A1 sowie A1 und A2 jeweils 5–10 Jahre).

[b] In Deutschland ist kein monovalenter Pertussis-Impfstoff verfügbar. Daher kann die Impfung nur mit Tdap- oder Tdap-IPV-Kombinationsimpfstoff erfolgen.

[c] Grundimmunisierung (G) mit 2 Impfstoffdosen im Abstand von mindestens 5 Monaten (Fachinformation beachten).

Kinder im Alter von ≥ 5 bis < 11 Jahre

Fehlende Polio-Impfungen und DTaP- bzw. Tdap-Impfstoffdosen werden unter Verwendung von Impfstoffen mit altersentsprechendem Antigengehalt nachgeholt (s. Tab. 11, S. 134 ff.). Bis zum Alter von < 6 Jahren kann laut Fachinformation der 3-fach-Impfstoff Infanrix (DTaP) verwendet werden und simultan am anderen Arm eine Impfung gegen Poliomyelitis mit IPV-Impfstoff erfolgen.

Ab dem Alter von 5 bzw. 6 Jahren (je nach Angaben des Herstellers) sollte ein Impfstoff mit reduziertem Diphtherietoxoid- (d) und Pertussis-Antigengehalt (p) verwendet werden (3 Impfstoffdosen im Abstand von 0-1-6 Monaten, s. Tab. 11, S. 134 ff.).

In Deutschland ist jedoch aktuell kein Tdap- oder Tdap-IPV-Impfstoff für die Grundimmunisierung in der Altersgruppe von 6–11 Jahren verfügbar. Für Kinder in dieser Altersgruppe muss mit einem der Impfstoffe, die ab dem Alter ≥ 12 Jahre zugelassen sind, *off-label* geimpft werden. Eine entsprechende Aufklärung und Dokumentation ist erforderlich.

In Abhängigkeit vom Alter bei Abschluss der Erstimmunisierung können für diese Altersgruppe eine oder zwei Tdap-Auffrischimpfungen im Alter von ≥ 10–17 Jahren sinnvoll sein. Eine Auffrischimpfung sollte frühestens 5 Jahre nach der letzten Dosis der Erstimmunisierung bzw. nach einer vorangegangenen Auffrischimpfung erfolgen. Die Erstimmunisierung gegen Hepatitis B besteht aus 3 Impfstoffdosen (0-1-6 Monate). Zusätzlich erfolgen zwei MMR- und Varizellen-Impfungen im Abstand von 4–6 Wochen und eine Impfung mit einem Meningokokken-C-Konjugatimpfstoff.

Kinder und Jugendliche im Alter von ≥ 9–14 Jahren sollten zwei HPV-Impfstoffdosen im Abstand von mindestens 5 Monaten erhalten (Fachinformation beachten).

Tabelle 10D: Kinder bzw. Jugendliche im Alter von ≥ 11 bis < 18 Jahren

Impfung		Mindestabstand in Monaten zur vorangegangenen Impfstoffdosis			Impf-intervall
		0	1	6	5–10 Jahre
Tetanus		N1	N2	N3	A1
Diphtherie (d)		N1	N2	N3	A1
Pertussis (ap)[a]		N1			A1
Poliomyelitis		N1	N2	N3	A1
Hepatitis B		N1	N2	N3	
Meningokokken C		N1			
MMR		N1	N2		
Varizellen		N1	N2		
HPV[b] (Kinder und Jugendliche)	9–14 Jahre	G1		G2	
	> 14 Jahre	N1	N2	N3	

[a] In Deutschland ist kein monovalenter Pertussis-Impfstoff verfügbar. Daher kann die Impfung nur mit Tdap- oder Tdap-IPV-Kombinationsimpfstoff erfolgen.

[b] Wenn 1. Impfung im Alter von ≥ 9–14 Jahren: Grundimmunisierung (G) mit 2 Impfstoffdosen im Abstand von mindestens 5 Monaten; bei Nachholimpfung (N) mit der 1 Impfung im Alter von ≥ 15 Jahren sind 3 Impfstoffdosen erforderlich (Fachinformation beachten).

Kinder bzw. Jugendliche im Alter von ≥ 11 bis < 18 Jahren
Bei fehlender Impfung gegen Pertussis kann ein Schutz bereits durch 1 Dosis Tdap- oder Tdap-IPV-Impfstoff erreicht werden.[Y] Falls auch eine Erstimmunisierung gegen Tetanus, Diphtherie und/oder Poliomyelitis indiziert ist, sollte die erste der erforderlichen 3 Impfungen (0-1-6 Monate) mit einem Tdap- bzw. Tdap-IPV-Impfstoff erfolgen (s. Tab. 11, S. 134 ff.).

Eine Auffrischimpfung mit Tdap bzw. Tdap-IPV sollte 5–10 Jahre nach Abschluss der Erstimmunisierung, möglichst noch vor Erreichen des Erwachsenenalters, erfolgen.

Eine Erstimmunisierung gegen Hepatitis B sollte mit einem für das jeweilige Alter zugelassenen Impfstoff mit 3 Impfstoffdosen (0-1-6 Monate) durchgeführt werden.

Zusätzlich erfolgen 2 MMR- und Varizellen-Impfungen im Abstand von 4–6 Wochen und eine Meningokokken-C-Konjugatimpfung.

Bei Kindern und Jugendlichen im Alter < 15 Jahren sollte eine zweimalige HPV-Impfung im Abstand von mindestens 5 Monaten durchgeführt werden. Die Impfung soll bis zum Alter von < 18 Jahren nachgeholt werden. Bei Nachholimpfungen mit der Impfstoffdosis im Alter von ≥ 15 Jahren sind insgesamt 3 Impfstoffdosen erforderlich (Fachinformation beachten).

Tabelle 10E: Erwachsene ab ≥ 18 Jahren

Impfung	Mindestabstand in Monaten zur vorangegangenen Impfstoffdosis				Impfintervall
	0	1	2	6	alle 10 Jahre
Tetanus	N1	N2		N3	A
Diphtherie (d)	N1	N2		N3	A
Pertussis (ap)[a]	N1				A1 (einmalig)
Poliomyelitis	N1	N2		N3	A1 (einmalig)
Masern für nach 1970 Geborene	N1				
Röteln für Frauen im gebärfähigen Alter[b]	N1	N2			
Varizellen für seronegative Frauen mit Kinderwunsch	N1	N2			
Pneumokokken für Erwachsene ≥ 60 Jahre	N1				Wiederholungsimpfung nur nach individueller Indikationsstellung, s. Tab. 2, S. 32 f. (frühestens nach 6 Jahren)
Herpes zoster für Erwachsene ≥ 60 Jahre[c]	N1		N2		

a In Deutschland ist kein monovalenter Pertussis-Impfstoff verfügbar. Daher kann die Impfung nur mit Tdap- oder Tdap-IPV-Kombinationsimpfstoff erfolgen.

b Ungeimpfte Frauen oder Frauen ohne Impfdokumentation erhalten 2 Impfungen, einmal geimpfte Frauen 1 Impfstoffdosis. Mangels eines monovalenten Röteln-Impfstoffs kann MMR-Impfstoff verwendet werden.

c Zweimalige Impfung mit dem Herpes-zoster-Totimpfstoff im Abstand von mindestens 2 bis maximal 6 Monaten

Erwachsene ab ≥ 18 Jahren

Erwachsene sollten alle für ihre Altersgruppe empfohlenen Impfungen und gegebenenfalls Nachholimpfungen gegen Tetanus, Diphtherie, Pertussis und Poliomyelitis erhalten. Ungeimpfte bzw. Personen mit unklarem Impfstatus können 3 Impfstoffdosen eines Td- oder Td-IPV-Kombinationsimpfstoffs (0-1-6 Monate) erhalten. Für den Pertussis-Impfschutz sollte bei der ersten Impfung ein Tdap- bzw. Tdap-IPV-Impfstoff verwendet werden (s. Tab. 11, S. 134 ff.).[U] Td-Auffrischimpfungen sollten jeweils 10 Jahre nach der vorangegangenen Impfung erfolgen. Bei der ersten fälligen Auffrischimpfung sollte einmalig ein Tdap-Kombinationsimpfstoff verwendet werden.

Nach 1970 geborene Personen ≥ 18 Jahre sollten eine einmalige Masern-Impfung mit einem MMR-Impfstoff erhalten. Frauen im gebärfähigen Alter sollten zwei Röteln-Impfstoffdosen eines MMR-Impfstoffs erhalten.

Die Varizellen-Impfung (2 Impfstoffdosen im Abstand von 4–6 Wochen) ist für seronegative Frauen mit Kinderwunsch empfohlen.

Ab dem Alter von ≥ 60 Jahren empfiehlt die STIKO die Impfung gegen Pneumokokken mit einem Polysaccharid-Impfstoff (PPSV23), die Impfung gegen Herpes zoster mit dem Totimpfstoff (zweimalige Impfung im Abstand von mindestens 2 bis maximal 6 Monaten) und die jährliche Impfung gegen saisonale Influenza mit einem quadrivalenten Hochdosis-Impfstoff als Standardimpfungen. Eine Wiederholungsimpfung gegen Pneumokokken sollte frühestens nach 6 Jahren erfolgen und sollte individuell geprüft werden (s. Kapitel 3.2, S. 40 f.; Tab. 2, S. 32 f. und Tab. 3, S. 59).

Tabelle 11: Handelsnamen und Anwendungsalter der im Text erwähnten Impfstoffe (ohne Gewähr für Vollständigkeit, Fachinformationen beachten; Influenzaimpfstoffe sind nicht aufgelistet)

Antigene/ Zielkrankheit	Handelsname	Zulassung ab[a]	Anwendung bis[a]
Cholera	Dukoral	2 Jahren	keine Angabe (begrenzte Daten bei Personen ≥ 65 Jahre)
	Vaxchora	2 Jahren	keine Angabe (begrenzte Daten bei Personen ≥ 65 Jahre)
DTaP	Infanrix	2 Monaten	< 6 Jahre
DTaP-IPV-Hib	Infanrix-IPV + Hib	2 Monaten	keine Angabe
	Pentavac	2 Monaten	keine Angabe
DTaP-IPV-Hib-HepB	Infanrix hexa	Säuglingsalter	einschließlich Kleinkindalter[b]
	Hexyon	6 Wochen	einschließlich Kleinkindalter[b]
	Vaxelis	6 Wochen	einschließlich Kleinkindalter[b]
FSME	Encepur Erwachsene	12 Jahren	keine Angabe
	Encepur Kinder	1 Jahr	11 Jahre
	FSME-IMMUN 0,25 mL Junior	1 Jahr	< 16 Jahre
	FSME-IMMUN Erwachsene	16 Jahren	keine Angabe
Gelbfieber	Stamaril	9 Monaten	ohne Altersgrenze
***Haemophilus influenzae* Typ b**	Act-Hib	2 Monaten	< 5 Jahre[c]
	Hiberix	2 Monaten	einschließlich Kleinkindalter[c]

Antigene/ Zielkrankheit	Handelsname	Zulassung ab[a]	Anwendung bis[a]
Hepatitis A	Avaxim	16 Jahren	ohne Altersgrenze
	Havrix 720 Kinder	1 Jahr	< 15 Jahre
	Havrix1440	15 Jahren	ohne Altersgrenze
	VAQTA Kinder 25 E	1 Jahr	< 18 Jahre
	VAQTA 50 E	18 Jahren	ohne Altersgrenze
Hepatitis A/Typhus	Viatim	16 Jahren	ohne Altersgrenze
Hepatitis B	Engerix-B Erwachsene	16 Jahren	ohne Altersgrenze
	Engerix-B Kinder	Geburt	< 16 Jahre
	Fendrix[d]	15 Jahren	ohne Altersgrenze
	HBVAXPRO 5 Mikrogramm	Geburt	< 16 Jahre
	HBVAXPRO 10 Mikrogramm	16 Jahren	ohne Altersgrenze
	HBVAXPRO 40 Mikrogramm[e]	18 Jahren	ohne Altersgrenze
	HEPLISAV-B[f]	18 Jahren	ohne Altersgrenze
Hepatitis A+B	Twinrix Kinder	1 Jahr	< 16 Jahre
	Twinrix	16 Jahren	ohne Altersgrenze
Herpes zoster	Shingrix	50 Jahren	ohne Altersgrenze
HPV	Cervarix	9 Jahren	keine Angabe
	Gardasil 9	9 Jahren	keine Angabe
IPV (Poliomyelitis)	IPV-Mérieux	2 Monaten[g]	ohne Altersgrenze
Japanische Enzephalitis	Ixiaro	2 Monaten	ohne Altersgrenze
MMR	M-M-RVaxPro	(9 –) 12 Monaten[h]	ohne Altersgrenze
	Priorix	9 Monaten	ohne Altersgrenze

Tabelle 11 *(Fortsetzung)*

Antigene/ Zielkrankheit	Handelsname	Zulassung ab[a]	Anwendung bis[a]
MMR-V	Priorix-Tetra	(9 –) 11 Monaten[h]	ohne Altergrenze
	ProQuad	(9 –) 12 Monaten[h]	ohne Altergrenze
Meningo-kokken ACWY	MenQuadfi	≥ 12 Monate	ohne Altergrenze
	Menveo	2 Jahren	ohne Altergrenze
	Nimenrix	6 Wochen	ohne Altergrenze
Meningo-kokken B	Bexsero	2 Monaten	ohne Altergrenze
	Trumenba	10. Geburts-tag	ohne Altergrenze
Meningo-kokken C	Menjugate 10 Mikrogramm	2 Monaten	ohne Altergrenze
	NeisVac-C	2 Monaten	ohne Altergrenze
Pneumo-kokken	Pneumovax 23	2 Jahren	ohne Altergrenze
	Prevenar 13	6 Wochen	ohne Altergrenze
	Synflorix	6 Wochen	5. Geburtstag
Rotavirus	Rotarix	6 Wochen	24 Wochen
	RotaTeq	6 Wochen	32 Wochen
Td	Td-Immun (vorübergehend nicht verfügbar)	5. Geburtstag (60 Monaten)	ohne Altersgrenze
	Td-Mérieux	5. Geburtstag (60 Monaten)[g]	ohne Altersgrenze
	Td-pur	5. Geburtstag (60 Monaten)[g]	ohne Altersgrenze
Tdap	Boostrix	4. Geburtstag (48 Monaten)[i]	ohne Altersgrenze
	Covaxis	4. Geburtstag (48 Monaten)[i]	ohne Altersgrenze
	TdaP-IMMUN (vorübergehend nicht verfügbar)	4. Geburtstag (48 Monaten)[j]	ohne Altersgrenze

Antigene/ Zielkrankheit	Handelsname	Zulassung ab[a]	Anwendung bis[a]
Tdap-IPV	Boostrix Polio	3. Geburtstag (36 Monaten)[i]	ohne Altersgrenze
	Repevax	3. Geburtstag (36 Monaten)[i]	ohne Altersgrenze
Td-IPV	Revaxis	5. Geburtstag (60 Monaten)	ohne Altersgrenze
Tollwut	Rabipur	Geburt	ohne Altersgrenze
	Tollwut-Impfstoff (HDC) Inaktiviert	Geburt	ohne Altersgrenze
Typhus	Typhoral L Kapseln	5 Jahren	ohne Altersgrenze
	Typhim Vi	2 Jahren	ohne Altersgrenze
Varizellen	Varilrix	(9 –) 11 Monaten	ohne Altersgrenze
	Varivax	(9 –) 12 Monaten	ohne Altersgrenze

a Laut Fachinformation (Stand: Januar 2022).

b Laut Fachinformationen kann der Impfstoff für die Impfung von „Säuglingen und Kleinkindern" angewendet werden. Eine verbindliche Definition des Begriffs „Kleinkind" existiert nach Aussagen der Zulassungsbehörde (PEI) nicht.

c Ab einem Alter von ≥ 5 J. ist eine Hib-Impfung nur in Ausnahmefällen indiziert (z. B. bei funktioneller oder anatomischer Asplenie).

d Impfstoff für PatientInnen mit Niereninsuffizienz sowie für Prädialyse- und DialysepatientInnen.

e Impfstoff für Prädialyse- und DialysepatientInnen.

f Mit der Verfügbarkeit wird im ersten Quartal 2022 gerechnet.

g Auch für Grund- und Erstimmunisierung zugelassen.

h Wird ein früherer Impfschutz für notwendig erachtet, kann bereits ab dem Alter von 9 Monaten geimpft werden, s. Anmerkungen zur Impfung gegen Masern (s. S. 51 ff.).

i Erstimmunisierung von Personen mit unbekanntem Impfstatus und bisher Ungeimpften ab dem jugendlichen Alter (12 J.) ist zulassungskonform.

j Erstimmunisierung von Personen mit unbekanntem Impfstatus und bisher Ungeimpften ab dem Alter von 4 J. ist zulassungskonform: Hinweis: TdaP-IMMUN zählt trotz des großen „P" im Präparatenamen zu den Impfstoffen mit reduziertem Pertussis-Antigengehalt (ap).

Literatur

A Deutsch E, Spickhoff A, Ullrich K: Die Pflicht des Arztes, den Patienten auf eine Impfung hinzuweisen. Schriftenreihe der Stiftung EINE CHANCE FÜR KINDER Mai 2017; Band 15: ISBN 978-3-943421-08-8

B Report to SAGE: On reducing pain and distress at the time of vaccination. Geneva: SAGE Technical Consultation Group on Reducing Pain and Distress at the Time of Vaccination 2015. Einsehbar: www.who.int/immunization/sage/meetings/2015/ april/1_SAGE_latest_pain_guidelines_March_24_ Final.pdf (Zugegriffen: 23.6.2016)

C Berrang J, Vosschulte P, Zernikow B: Schmerzreduktion bei Blutabnahmen und Injektionen. In: Zernikow B (Hrsg) Schmerztherapie bei Kindern, Jugendlichen und jungen Erwachsenen. Springer Berlin Heidelberg 2015;355–367

D Boerner KE, Birnie KA, Chambers CT, et al.: Simple Psychological Interventions for Reducing Pain From Common Needle Procedures in Adults: Systematic Review of Randomized and Quasi-Randomized Controlled Trials. Clin J Pain 2015;31:90–98

E SAGE: Meeting of the Strategic Advisory Group of Experts on Immunization, April 2015: conclusions and recommendations. WER 2015;22(29)261–280

F Taddio A, McMurtry CM, Shah V, et al.: Reducing pain during vaccine injections: clinical practice guideline. CMAJ 2015;187:975–982

G WHO: Reducing pain at the time of vaccination: WHO position paper - September 2015. WER 2015;90:505–516

H Taddio A, Shah V, McMurtry CM, et al.: Procedural and Physical Interventions for Vaccine Injections: Systematic Review of Randomized Controlled Trials and Quasi-Randomized Controlled Trials. Clin J Pain 2015;31:20–37

I Röbl-Mathieu M: Impfungen bei Frauen mit Kinderwunsch. umwelt - hygiene - arbeitsmed 23

J Keller-Stanislawski B, Englund JA, Kang G, et al.: Safety of immunization during pregnancy: a review of the evidence of selected inactivated and live

K Mangtani P, Evans SJW, Lange B, et al.: Safety profile of rubella vaccine administered to pregnant women: a systematic review of pregnancy related adverse events following immunisation, including congenital rubella syndrome and congenital rubella infection in the foetus or infant. Vaccine 2020; 38: 963–78 attenuated vaccines. Vaccine 2014; 32: 7057–64

L Chen HL, Lin LH, Hu FC et al.: Effects of maternal screening and universal immunization to prevent mother-to-infant transmission of HBV. Gastroenterology 2012; 142 (4): 773-781

M Fattovich G, Bortolotti F, Donato F: Natural history of chronic hepatitis B: special emphasis on disease progression and prognostic factors. J Hepatol. 2008 Feb;48(2):335-52. doi: 10.1016/j.jhep.2007.11.011

N Munoz FM, Jamieson DJ: Maternal immunization. Obstet Gynecol 2019; 133: 739–53

O Kommission für Infektionskrankheiten und Impffragen der Deutschen Akademie für Kinder- und Jugendmedizin e. V. (DAKJ): Stellungnahme zu medizinischen Maßnahmen bei immigrierenden Kindern und Jugendlichen. Monatsschr Kinderheilkunde 2008;156(2):170–175

P Bundesamt für Gesundheit und Eidgenössische Kommission für Impffragen: Schweizerischer Impfplan 2018, Stand Januar 2018. Bundesamt für Gesundheit Bern 2018; www.bag.admin.ch/infinfo

Q Heininger U, Baer G, Bonhoeffer J, Schaad UB: Reliability of varicella history in children and adolescents. Swiss Med Wkly 2005 Apr 30;135 (17–18):252–255

R Boelle PY, Hanslik T: Varicella in non-immune persons: incidence, hospitalization and mortality rates. Epidemiol Infect 2002 Dec;129(3): 599–606

S Stehr K, Heininger U, Uhlenbusch R, et al.: Immunogenicity and safety of a monovalent, multi-component acellular pertussis vaccine in 15 month-6-year-old German children. Monovalent Acellular Pertussis Vaccine Study Group. Eur J Pediatr 1995 Mar;154(3):209–214

T Institut de Veille Sanitaire: Le calendrier des vaccinations et les recommandations vaccinales 2010 selon l'avis du Haut conseil de la santé publique. BEH 2011 (10–11): 117. www.invs.sante.fr/Publications-et-outils/BEH-Bulletin-epidemiologique-heb-domadaire/Derniers-numeros-et-archives/Archives/2011/BEH-n-10-11-2011

U Advisory Committee on Immunization Practices: Preventing tetanus, diphtheria, and pertussis among adolescents: use of tetanus toxoid, reduced diphtheria toxoid and acellular pertussis vaccines. MMWR 2006; 55(RR-3)

V Public Health Agency of Canada: Canadian Immunization Guide. 7th edition 2006. www.phac-aspc. gc.ca/publicat/cig-gci/index-eng.php

W Quast U, Ley-Köllstadt S, Arndt U: Schwierige Impffragen – kompetent beantwortet. 3. Auflage, DGK-Beratung und Vertrieb GmbH 2013

X Sächsische Impfkommission: Empfehlungen der Sächsischen Impfkommission zur Durchführung von Schutzimpfungen im Freistaat Sachsen. Vom 02.09.1993; Stand: 01.01.2020; https://www.slaek.de/media/dokumente/02medien/Patienten/gesundheitsinformationen/impfen/E1_2020.pdf

Y Knuf M, Zepp F, Meyer C, Grzegowski E, Wolter J, Riffelmann M, et al.: Immunogenicity of a single dose of reduced-antigen acellular pertussis vaccine in a non-vaccinated adolescent population. Vaccine 2006 Mar 15; 24(12):2043–2048

Liste der STIKO-Empfehlungen und ihrer wissenschaftlichen Begründungen

Hinweis für LeserInnen der gedruckten Ausgabe

Die wissenschaftlichen Begründungen sind online unter www.rki.de/epidbull abrufbar. Die zu ergänzende Nummer und das Erscheinungsjahr der jeweiligen Ausgabe findet sich bei der entsprechenden wissenschaftlichen Begründung.

Cholera

1. Änderung der Empfehlungen zur Impfung gegen Cholera; publiziert im Epid Bull 31/2010

DTaP-IPV-HIB-HepB

2. Wissenschaftliche Begründung für die Empfehlung zur Grundimmunisierung gegen Diphtherie, Tetanus, Pertussis, Poliomeyelitis, *Haemophilus influenzae* Typ b und Hepatitis B mit dem 6-fach-Impfstoff im Säuglingsalter nach dem 2+1-Impfschema; publiziert im Epid Bull 26/2020

Gelbfieber

3. Wissenschaftliche Begründung zur Änderung der Gelbfieber-Impfempfehlung aufgrund der Änderungen in den Regelungen der Internationalen Gesundheitsvorschriften zu Gelbfieber; publiziert im Epid Bull 35/2015

Hepatitis B

4. Wissenschaftliche Begründung für die Anpassung der Empfehlungen zur Impfung gegen Hepatitis A und B, publiziert im Epid Bull 35/2017
5. Wissenschaftliche Begründung für die Änderung der Empfehlung zur Impfung gegen Hepatitis B; publiziert im Epid Bull 36/37/2013
6. Hinweise zur Notwendigkeit der Wiederimpfung 10 Jahre nach erfolgter Grundimmunisierung gegen Hepatitis B (HB) im Säuglings- bzw. Kindesalter; publiziert im Epid Bull 31/2007

Herpes zoster

7. Wissenschaftliche Begründung zur Empfehlung einer Impfung mit dem Herpes zoster-subunit-Totimpfstoff; publiziert im Epid Bull 50/2018
8. Wissenschaftliche Begründung zur Entscheidung die Herpes zoster Lebendimpfung nicht als Standardimpfung zu empfehlen; publiziert im Epid Bull 36/2017

HPV

9. Wissenschaftliche Begründung für die Empfehlung der HPV-Impfung für Jungen im Alter von 9–14 Jahren; publiziert im Epid Bull 26/2018
10. Wissenschaftliche Begründung für die Änderung der Empfehlung zur Impfung gegen humane Papillomviren; publiziert im Epid Bull 35/2014
11. Impfung gegen HPV – Aktuelle Bewertung der STIKO; publiziert im Epid Bull 32/2009
12. Impfung gegen humane Papillomaviren (HPV) für Mädchen von 12 bis 17 Jahren – Empfehlung und Begründung; publiziert im Epid Bull 12/2007

Influenza (saisonal)

13. Wissenschaftliche Begründung für die Aktualisierung der Influenza-Impfempfehlung für Personen im Alter von ≥ 60 Jahren; publiziert im Epid Bull 1/2021
14. Wissenschaftliche Begründung für die Empfehlung des quadrivalenten saisonalen Influenzaimpfstoffs; publiziert im Epid Bull 2/2018
15. Wissenschaftliche Begründung für die geänderte Empfehlung zur Anwendung von Influenzaimpfstoffen bei Kindern und Jugendlichen im Alter von 2–17 Jahren, publiziert im Epid Bull 35/2017
16. Wissenschaftliche Begründung für die Änderung der Empfehlung zur Impfung gegen Influenza; publiziert im Epid Bull 36/37/2013
17. Änderung der Empfehlungen zur Impfung gegen Influenza; Empfehlung zur Impfung von Schwangeren; publiziert im Epid Bull 31/2010

18. Begründung der STIKO für die Influenza-Impfung bei PatientInnen mit Multipler Sklerose (MS) mit durch Infektionen getriggerten Schüben; publiziert im Epid Bull 32/2004
19. Wirksamkeit und Sicherheit der Influenza-Impfung für PatientInnen mit chronischen Lungenerkrankungen (online verfügbar unter: www.rki.de > Kommissionen > STIKO > Empfehlung der STIKO > Begründung > Influenza)

Japanische Enzephalitis

20. Wissenschaftliche Begründung für die Empfehlung zur Impfung gegen Japanische Enzephalitis bei Reisen in endemiegebiete und für Laborpersonal, publiziert im Epid Bull 18/2020

Lieferengpass

21. Empfehlung und wissenschaftliche Begründung zum Beschluss der STIKO zu Lieferengpässen von Impfstoffen; publiziert im Epid Bull 23/2021

Masern

22. Änderung der Empfehlung zur Impfung gegen Masern; publiziert im Epid Bull 32/2010

Masern-Mumps-Röteln-Varizellen

23. Empfehlung und wissenschaftliche Begründung für die Angleichung der beruflich indizierten Masern-Mumps-Röteln-(MMR-) und Varizellen-Impfung; publiziert im Epid Bull 2/2020

Meningokokken

24. Aktualisierung der Meningokokken-Impfempfehlung: Indikationsimpfung – Postexpositionelle Impfung – Berufliche Indikation; publiziert im Epid Bull 37/2015
25. Änderung der Empfehlungen zur Indikationsimpfung gegen Meningokokken; publiziert im Epid Bull 32/2012
26. Änderung der Empfehlungen zur Impfung gegen Meningokokken; publiziert im Epid Bull 32/2010
27. Empfehlung und Begründung einer postexpositionellen Meningokokken-Impfung; publiziert im Epid Bull 31/2009

28. Begründungen zur allgemeinen Empfehlung der Impfung gegen Meningokokken im Säuglings- und Kindesalter – Impfung der Kinder im 2. Lebensjahr mit konjugiertem Meningokokken-Impfstoff der Serogruppe C; publiziert im Epid Bull 31/2006

Mumps

29. Änderung der Empfehlung zur Impfung gegen Mumps; publiziert im Epid Bull 31/2012

Pertussis

30. Wissenschaftliche Begründung für die Empfehlung der Pertussisimpfung mit dem Tdap-Kombinationsimpfstoff in der Schwangerschaft; publiziert im Epid Bull 13/2020
31. Zusätzliche Pertussis-Impfung im Erwachsenenalter als Tdap-Kombinationsimpfung bei der nächsten fälligen Td-Impfung – Empfehlung und Begründung; publiziert im Epid Bull 33/2009
32. Klinische Studien mit azellulären Pertussiskomponenten-Impfstoffen bei Erwachsenen: Anlage zum Epid Bull 31/2009
33. Erweiterung der beruflichen Indikationen für eine Pertussis-Impfung; publiziert im Epid Bull 31/2009
34. Begründung für die STIKO-Empfehlung einer Pertussis-Auffrischimpfung im Vorschulalter; publiziert im Epid Bull 3/2006

Pneumokokken

35. Wissenschaftliche Begründung zur Aktualisierung der Empfehlung zur Indikationsimpfung gegen Pneumokokken für Kinder und Erwachsene; publiziert im Epid Bull 37/2016
36. Wissenschaftliche Begründung zur Aktualisierung der Pneumokokken-Impfempfehlung bei Senioren (Standardimpfung ab 60 Jahren); publiziert im Epid Bull 36/2016
37. Wissenschaftliche Begründung zur Änderung der Pneumokokken-Impfempfehlung für Säuglinge; publiziert im Epid Bull 36/2015
38. Wissenschaftliche Begründung für die Änderung der Empfehlung zur Indikationsimpfung gegen Pneumokokken; publiziert im Epid Bull 36/2014

39. Begründungen zur allgemeinen Empfehlung der Impfung gegen Pneumokokken im Säuglings- und Kindesalter – Pneumokokken-Impfung mit 7-valentem Konjugat-Impfstoff für Kinder unter 2 Jahren; publiziert im Epid Bull 31/2006
40. Zur Impfung gegen Pneumokokken-Krankheiten; publiziert im Epid Bull 31/2005
41. Begründung der STIKO-Empfehlung zur Pneumokokken-Impfung; publiziert im Epid Bull 28/2001

Reiseimpfung

42. Empfehlungen der Ständigen Impfkommission (STIKO) zu Reiseimpfungen; publiziert im Epid Bull 14/2021

Röteln

43. Änderung der Empfehlungen zur Impfung gegen Röteln; publiziert im Epid Bull 32/2010

Rotavirus

44. Empfehlung und wissenschaftliche Begründung der Empfehlung zur Rotavirus-Standardimpfung von Säuglingen; publiziert im Epid Bull 35/2013

Tollwut

45. Änderung der Empfehlungen zur Impfung gegen Tollwut; publiziert im Epid Bull 31/2010

Varizellen

46. Wissenschaftliche Begründung für die Änderung der Empfehlung zur passiven Immunisierung mit Varizella-Zoster-Immunglobulin (VZIG); publiziert im Epid Bull 35/2015
47. Impfung gegen Varizellen im Kindesalter: Empfehlung einer zweiten Varizellenimpfung; publiziert im Epid Bull 32/2009
48. Begründung der STIKO für eine allgemeine Varizellenimpfung; publiziert im Epid Bull 49/2004

Stichwortverzeichnis

STIKO-App

Die Empfehlungen der Ständigen Impfkommission (STIKO) und viele weitere wichtige Informationen rund um das Thema Impfen gibt es auch in Form einer kostenlosen App. Für alle Endgeräte wurde im Februar 2021 eine neue Version bereitgestellt.

Zusätzlich gibt es eine Web-Version der App unter www.STIKO-web-app.de, die sich in den Praxisalltag besonders gut direkt am PC nutzen lässt.

Die STIKO@rki-App wurde für die impfende Ärzteschaft und Fachpersonal im Gesundheitswesen entwickelt, um sie bei Fragen zum Impfen im Praxisalltag zu unterstützen. Mit wenigen Klicks bekommen NutzerInnen die für die Beratung der einzelnen PatientInnen relevanten Informationen.

Abrufbar in der App sind auch die Fachinformationen aller Impfstoffe, Antworten auf häufig gestellte Fragen zu Impfungen sowie die RKI-Ratgeber zu impfpräventablen Erkrankungen.

Die STIKO-App beinhaltet weitere verschiedene und nützliche Funktion:

- Über die Push-Funktion können aktuelle News zum Thema Impfen und COVID-19 erhalten werden.
- Eine differenzierte Suchfunktion ermöglicht eine schnelle und gezielte Suche nach verschiedenen Inhalten.
- Zudem kann man Erklärfilme und Informaterial, wie die Faktenblätter zum Thema Impfen abrufen.
- „Wissens-Check" in Form eines Multiple-Choice-Fragebogens zu aktuellen Impfthemen.
- Rubrik zu Lieferengpässen von Impfstoffen.
- Tool zur Reiseimpfung

Ständige Impfkommission (STIKO) beim Robert Koch-Institut

Vorsitzender:
Prof. Dr. Thomas Mertens (em.),
Abteilung Virologie, Universitätsklinikum Ulm
Stellvertretende Vorsitzende:
Prof. Dr. Dr. Sabine Wicker;
Leiterin des Betriebsärztlichen Dienstes
Universitätsklinikum Frankfurt am Main

Mitglieder der STIKO:
Siehe www.stiko.de/Mitgliedschaft

Geschäftsstelle der STIKO:
Robert Koch-Institut
Abteilung für Infektionsepidemiologie, Fachgebiet Impfprävention
Seestraße 10
13353 Berlin

Das Fachgebiet Impfprävention am Robert Koch-Institut bietet telefonische Auskunft bei Fragen zur Umsetzung der STIKO-Empfehlungen an (nur für impfende ÄrztInnen!). Es wird keine reisemedizinische Impfberatung angeboten.
Tel.: 030 - 18 754 - 35 39, Montag von 9.30 – 11.30 Uhr
und Donnerstag von 12.00 – 14.00 Uhr

Bezugsmöglichkeiten der Empfehlungen der Ständigen Impfkommission (STIKO) beim Robert Koch-Institut (Epid Bull 4/2022)

Einzelexemplare können beim RKI zu folgenden Bedingungen angefordert werden:

» kostenfrei bis zu 2 Exemplare nach Einsenden eines adressierten und mit 1,55 Euro frankierten Rückumschlages für das Format A4,

» mehr als 2 Exemplare nach Bestellung (schriftl.) gegen Rechnung.

Bitte verwenden Sie zur Bestellung folgende Adresse:
Robert Koch-Institut
Kennwort „STIKO-Empfehlungen"
Nordufer 20
13353 Berlin

Die Impfempfehlungen der STIKO sind auch im Internet abrufbar unter **www.stiko.de**, in englischer Sprache unter **www.stiko.de/en**.

Weitere Informationsmaterialien

- » **RKI-Ratgeber zu einzelnen Infektionskrankheiten**
  www.rki.de/ratgeber
- » **Kurz & Knapp: Faktenblätter zum Impfen**
  (www.rki.de/impfen-infomaterial)
  - › Faktenblatt zur HPV-Impfung
  - › Faktenblatt zur Herpes-zoster-Impfung
  - › Faktenblatt zur Masern-Impfung
  - › Faktenblatt zu Impfungen in der Schwangerschaft
  - › Faktenblatt zur Influenza-Impfung
  - › Faktenblatt zur COVID-19-Impfung
- » **Fremdsprachige Informationsmaterialien zu Impfungen**
  www.rki.de/impfen > Informationsmaterialien in verschiedenen Sprachen
  - › Impfkalender in 20 Sprachen
  - › Aufklärungsbögen und Einverständniserklärungen in deutscher Sprache
  - › Aufklärungsinformationen zu folgenden Impfungen in 19 Sprachen:
    - COVID-19-Impfung mit mRNA-Impfstoff (BioNTec/Pfizer, Moderna)
    - COVID-19-Impfung mit Vektor-Impfstoff (Janssen/Johnson&Johnson)
    - Hepatitis-A-Impfung
    - Hepatitis-B-Impfung

- Herpes-zoster-Impfung mit dem Totimpfstoff
- HPV-Impfung
- Influenza-Impfung
- Influenza-Impfung mit dem Lebendimpfstoff (nasal)
- Meningokoken-C-Impfung
- MMR-Impfung
- Pneumokokken-Impfung
- Rotavirus-Impfung
- TdaP-IPV-Impfung
- 6-fach-Impfung (DTaP-IPV-Hib-HepB)
- Varizellen-Impfung

› **Glossar medizinischer Begriffe zum Thema Impfen in 15 Sprachen**
› **Informationen zu Kinderlähmung** (engl., franz., arab.)

» **Praxis-Plakat zur Aufklärung über das schmerzreduzierte Impfen** „Wie helfen Sie Ihrem Kind beim Impfen?", finden Sie auf der Seite www.rki.de/impfen

» **Ein Merkblatt für ÄrztInnen mit Hinweisen zum schmerzreduzierten Impfen im Praxisalltag** steht unter www.rki.de/schmerzreduziertes-impfen zum Download zur Verfügung

» **Laienverständliche Informationsmaterialien** der Bundeszentrale für gesundheitliche Aufklärung (BZgA) zum Thema Impfen (teilweise fremdsprachig): www.impfen-info.de/infomaterial

Vorgeschlagene Zitierweise

Ständige Impfkommission: Empfehlungen der Ständigen Impfkommission (STIKO) beim Robert Koch-Institut 2022.

Epid Bull 2022;4:3–66 | DOI 10.25646/9285

(Bei Verbreitung dieses Textes wird gebeten, die Quelle korrekt wiederzugeben. Falls ein Nachdruck gewünscht ist, bitte die Redaktion kontaktieren.)

Herausgeber
Robert Koch-Institut
Nordufer 20, 13353 Berlin
Tel.: 030 . 18 754-0

Das Robert Koch-Institut ist ein Bundesinstitut im Geschäftsbereich des Bundesministeriums für Gesundheit.

Diesem Pocket-Book liegen die aktuellen Empfehlungen der Ständigen Impfkommission (STIKO) am Robert Koch-Institut (Stand: Januar 2022) zugrunde. Sie sind im Epidemiologischen Bulletin 4/2022 veröffentlicht und finden sich auch im Internet unter www.stiko.de.
Maßgeblich ist der Inhalt des online verfügbaren Epidemiologischen Bulletins, für eventuelle Übertragungsfehler kann keine Haftung übernommen werden, ebenso wenig für die Aktualität.

Eine Verwendung der Impfempfehlungen ist unter Angabe der Quelle gestattet. Das Recht zur Vervielfältigung des vorliegenden Druckwerks liegt beim Herausgeber bzw. dem von ihm beauftragten Verlag.

Vertrieb: Börm Bruckmeier Verlag GmbH

Börm
Bruckmeier
Verlag